BALANCE DE VIDA

Libro de Nutrición

Mary Escamilla

Número de Control de la Biblioteca del Congreso de EE. UU.:   2018901272
ISBN: Tapa Dura   978-1-5065-2377-4
             Tapa Blanda   978-1-5065-2378-1
             Libro Electrónico   978-1-5065-2376-7

Información de la imprenta disponible en la última página.

Fecha de revisión: 09/02/2018

Para realizar pedidos de este libro, contacte con:
Palibrio
1663 Liberty Drive
Suite 200
Bloomington, IN 47403
Gratis desde EE. UU. al 877.407.5847
Gratis desde México al 01.800.288.2243
Gratis desde España al 900.866.949
Desde otro país al +1.812.671.9757
Fax: 01.812.355.1576
ventas@palibrio.com
773801

ÍNDICE

BALANCE DE VIDA...

Es una guía que te enseñará a mantenerte en óptimas
condiciones físicas, mentales y espirituales

- Aprende a vivir sanamente
- Adelgaza sin dejar de comer
- Los mejores remedios naturales
- Las frutas que quitan dolores
- La súper fruta que te mantiene sano el corazón
- ¡Basta, ya no más artritis!
- Las maravillosas plantas que hacen estar libre de enfermedades
- Las propiedades curativas de los jugos nutritivos
- ¡Éstos son los mejores minerales!
- ¿Cuáles son los aminoácidos?
- Energía total y balance en cuerpo, alma y mente

MUY CIERTO...

La medicina convencional tiene apenas 109 años en que fue inventada.

Sin embargo, las plantas naturales tienen miles de años al alcance de la Humanidad y, por consiguiente, de ellas es que obtenemos la verdadera salud natural y orgánica.

Y es que los seres humanos somos orgánicos por naturaleza, hechos y formados del polvo de la Tierra... No somos químicos y, por lo tanto, nuestra nutrición real está en lo que la Tierra produce.

PRÓLOGO

En este libro van a encontrar remedios 100% naturales, con ellos es como ustedes pueden obtener una salud perfecta, una vida plena y feliz.

Porque existen testimonios comprobados de miles de personas que optaron por la restauración total de sus cuerpos, es que su salud se mantiene de la mejor forma. Son personas persistentes que dan siempre mantenimiento y cuidado a sus organismos.

Yo comparo al ser humano con una máquina, sí, somos como una máquina a la que hay que darle mantenimiento para que funcione bien. Igual, a todos los órganos de nuestro cuerpo, debemos de darles la atención que merecen.

Es muy importante considerar que si seguimos terapias naturales constante y adecuadamente, vamos a ver la maravilla de la salud en nosotros. Estoy de acuerdo que los mismos órganos del cuerpo hacen su función de limpia, depuración y restauración, pero es nuestro deber proporcionarle las herramientas necesarias para facilitarle su labor. Es a base de la alimentación y nutrición que nosotros le demos a nuestro organismo, como obtendremos los resultados que nos hemos trazado.

No pretenda que si no comemos adecuadamente, el cuerpo pueda hacer su función sin tener problemas de depuración y desintoxicación.

Como lo dije al principio, si al cuerpo no le damos las herramientas necesarias y el mantenimiento adecuado, él no podrá hacer su función natural como debería, por lo cual fue creado y diseñado. Tomemos conciencia, los seres humanos somos formados de la tierra, hechos de polvo, por lo consiguiente debemos alimentarnos del mismo lugar del cual venimos, de la tierra, consumiendo frutas, vegetales y verduras orgánicas.

Por ejemplo, yo a mi auto no le voy a dar carne, frijoles, arroz o leche; él se mantiene con líquidos automotrices, gasolina y aceite. Nosotros no podemos ni debemos mantenernos con químicos, puesto que somos orgánicos.

Yo le invito, querido lector, a que tomemos conciencia y cambiemos nuestro estilo de vida; que nos alimentemos de manera más saludable y natural. Eduquemos a nuestra familia a vivir más sanos y a tener más energía. Dejemos una huella positiva en nuestros hijos para que amen la Naturaleza, para que conserven el planeta y para que cuiden el preciado líquido que es el agua. Practiquen la oración, la convivencia y unidad familiar, caminen juntos o realicen algún deporte. ¡Cuiden su cuerpo y amen su salud!

Nuestro templo es perfecto y saludable, seamos obedientes y vamos a nutrirnos adecuadamente.

MOTIVOS DE BALANCE DE VIDA

En este libro le explicamos respecto a muchas plantas benéficas y sus nombres. Así, usted va a saber por qué son buenas y cómo debe utilizarlas, de acuerdo a sus males y enfermedades.

A continuación, una lista de excelentes plantas nutritivas y curativas que se han usado desde el tiempo de nuestros abuelos y antepasados, con extraordinarios resultados para prevenir y conservar nuestra salud.

Porque desde el principio fuimos formados del polvo de la tierra, somos orgánicos, no químicos, por lo tanto debemos alimentarnos de lo que nos da la misma Naturaleza, que son raíces, plantas, frutas y verduras. Piénselo, medítelo, y viva saludable. ¡Libre de enfermedades!

ÁRNICA: Desinflamatorio.
AJENJO: Vías respiratorias.
AVENA: Digestivo.
ABEDUL: Diurético y antidiabético.
AJO: Antibiótico.
APIO: Diurético.
ACIANO: Antibiótico y gastrointestinal (ayuda con los problemas digestivos).
ACHICORIA: Digestivo y circulatorio.
ALCACHOFA: Diurética y energética.
ANÍS: Digestivo.
BORRAJA: Digestivo, gases.
BERRO: Afrodisiaco y diurético.
CEBOLLA: Antibiótico, circulatorio y digestivo.
CALÉNDULA SILVESTRE: Digestiva, antiinflamatoria.
COLA DE CABALLO: Diurético.

ENEBRO: Sistema respiratorio, digestivo.

EUCALIPTO: Bronco respiratorio. Antibacterial, antiinflamatorio y antifungicida.

EUFRASIA: Antiinflamatorio, antiséptico, astringente, cicatrizante. Una bendición para los ojos.

ESPINO BLANCO: Circulatorio, ayuda al corazón y al sistema nervioso central

FRESNO: Laxante y astringente.

GORDOLOBO: Vías respiratorias; analgésico, antiinflamatorio y antiespasmódico.

GRANADA: Anticanceroso y digestivo.

GENCIANA: Depurativo, antiinflamatorio. Hepático, ayuda en la hipertensión.

GAYUBA: Diurético, vías urinarias. Antibiótico y antiinflamatorio.

GRAMA: Diurético, vías urinarias, problemas renales y de próstata. Sudorífica depurativa.

HINOJO: Digestivo. Colesterolémica y antiespasmódica.

HISOPO: Bronco respiratorio, asma, tos, bronquitis.

HELENIO: Estimulante antiespasmódico, diurético y expectorante.

LIMÓN: Depurativo, anticanceroso, antibiótico desinfectante. Una maravilla, este rico cítrico.

LLANTÉN: Circulatorio, depurativo. Es astringente, cicatrizante, antihemorrágico. También es un magnífico expectorante y depurativo para la tos, el asma, la bronquitis y problemas pulmonares. Es excelente para las personas que fuman.

MEJORANA: Digestiva, antiespasmódica y terapéutica; ayuda en la gastritis, dolores menstruales y de cabeza. Activa la circulación y ayuda en la ansiedad.

MENTA: Depurativa, antioxidantes y carnitativa. Ayuda en problemas estomacales.

MALVA: Digestiva, antiperítica, antiséptica, expectorante y cicatrizante.

MILENRAMA: Analgésico, astringente, antidiarréico, antiespasmódico, antiinflamatorio y expectorante. Ayuda al sistema circulatorio.

MANZANILLA:Digestivo, gases y colitis. Es antiespasmódica, calmante y sedante.

NARANJO: Relajante del sistema nervioso. Digestivo, calmante y antirreumático.

NOGAL: Digestivo, fibra desparasitadora. Fungicida antibacterial, regenerativo, astringente. Combate las lombrices y parásitos. Ayuda en las enfermedades de la piel, psoriasis, dermatitis, eczema y acné. Ayuda en el hipotiroidismo y la osteoporosis. ¡Qué bendición para el ser humano es el nogal!

OLIVO: Antibiótico, destruye bacterias. Terapéutico, antiséptico y antibacterial. Ayuda a regular el colesterol, la hipertensión arterial, la arterioesclerosis y la fatiga mental.

ORTIGA: Desinflamatoria, depurativa, diurética y antirreumática. Ayuda al sistema inmunológico en general.

POLEO: Bronco respiratorio, tos, flemas. Digestivo, depurativo, expectorante, calmante, antibacterial y anticoagulante.

DIENTE DE LEÓN: Hígado, riñones. Hepadepurativo. Es antioxidante. Reduce la presión arterial. Ayuda a depurar, limpiar y desinflamar el hígado y la vesícula. Aumenta los glóbulos rojos. Desintoxica los riñones.

ROMERO: Suavizante, digestivo, antiséptico y antiinflamatorio. Evita la caída del cabello.

RUDA:	Es analgésica, ayuda en los cólicos menstruales. Sedante y digestiva.
REGALIZ:	Depurativo de todo el cuerpo. Antioxidante, antibiótico, digestivo y expectorante. Ayuda en el sistema inmunológico. Es tan bueno que con él hasta elaboran dulces. Es una bendición de hierba, entre muchas otras.
SAÚCO:	Bronco respiratorio. Antibiótico, antiinflamatorio, diurético y expectorante.
SALVIA:	Afrodisiaco, ayuda a la libido. Estimulante, relajante, sedante y cicatrizante.
TOMILLO:	Antiséptico. Antibiótico, digestivo, antioxidante y antifungicida.
TILO:	Ayuda al sistema nervioso. Sedante, relajante y antirreumático.
TRÉBOL:	Depurativo, limpia la sangre. Sedante, expectorante y antiespasmódico. Ayuda al sistema inmunológico.
TORONJIL:	Relajante del sistema nervioso. Antidepresivo, sedante, tonificante, digestivo y depurativo.
TÉ VERDE:	Antioxidante, antiviral, tonificante, fortalece los vasos sanguíneos y ayuda al sistema inmunológico.
VALERIANA:	Relajante, sedante y ayuda a dormir. Es antiinflamatoria.

MIS MEJORES SUGERENCIAS

Sea siempre consciente y obediente a seguir una terapia alternativa. Sea constante y persistente, lo natural siempre le va a dar beneficios óptimos para una mejor salud.

No sea desobediente cuando empiece un plan nutricional con un experto en salud o consejero nutricionista.

Siga al pie de la letra sus indicaciones, tenga la seguridad que le va a sugerir lo mejor para su salud y nutrición, puesto que esa es la misión de una persona que trabaja con ética y profesionalismo, para brindar bienestar y salud a sus clientes o pacientes.

No espere ver cambios inmediatamente. Tenga paciencia. ¿Cuántos años pasaron para que usted llegara a tener esas enfermedades en su cuerpo?

Bueno, por favor tengan paciencia y seguramente van a ver los cambios de salud y restauración en su cuerpo, y el buen funcionamiento de sus órganos; siempre y cuando sigan los consejos que son buenos para su salud.

¡Balance de Vida para todos!

7 RAZONES DE PREVENCIÓN

★Decrete sanidad total en su cuerpo mente y alma

1.- Visite a su médico. Hágase revisar o practicar un examen completo. Vea su historial médico. Evite ponerse en la mente enfermedades. No declare, ni decrete que usted está enfermo.

2.- Hágase un examen de cáncer del colon.

3.- Las mujeres mayores de 40 años, deben practicarse una mamografía mínimo una vez al año. Así podrán detectar cualquier problema o síntoma antes que sea demasiado tarde.

4.- Y ustedes hombres, háganse un examen de próstata una vez cada año.

5.- Antes de exponerse a los rayos solares, use un buen protector para su piel,

6.- Hágase una auto-revisión, sienta usted mismo si hay algo anormal en su cuerpo y pida ayuda a su médico.

7.- Haga un examen de conciencia, piense si está contribuyendo a que su cuerpo enferme de cáncer por su tipo de alimentación y cuidado de salud.

DIFERENTES TÓPICOS

Los efectos de las Terapias

Se ha comprobado con esta terapia que se producen buenos cambios y muy benéficos para la salud en el ser humano. Porque somos hechos del polvo de la tierra, tenemos la responsabilidad de estar en contacto con ella y mejorar nuestra salud.

Vea los cambios, cómo se regula el ritmo cardiaco y los niveles de glucosa. Cómo disminuyen los dolores de articulaciones, el asma, las alergias, el estrés, la depresión, y cómo ayudan en el sistema inmunológico, etc.

Otra excelente terapia para mantener una buena salud, es el raspado de la lengua. Para realizar un buen raspado o limpia de la lengua hay cucharas especiales o bien con una desechable. La lengua se raspa suavemente ya que en ella se acumulan muchas bacterias que provocan el mal aliento y además es una medida de higiene, así como cepillarse los dientes.

Sugerencias sencillas, pero sustanciales...

Dese, con un cepillo de lechuguilla o de cerdas suaves, especial para ello, un cepillado en seco por todo el cuerpo. Esto es para eliminar las células muertas. Después, frote con una toalla mojada todo su cuerpo. Luego, métase a su cama, cúbrase de pies a cabeza y permanezca así entre 15 y 20 minutos. Esta terapia térmica le ayuda a expulsar toxinas de su cuerpo y a liberarse del estrés. Si tiene baño de vapor o sauna, es excelente que lo use 2 o 3 veces por semana; eso también desintoxicará su cuerpo y además le mantendrá en forma.

Otra terapia consiste en caminar descalzo en el pasto húmedo por lo menos de 20 a 30 minutos diarios por las mañanas. Según los doctores naturistas, estas terapias las han aplicado en sus miles de pacientes como alternativas y con un éxito rotundo. Porque vuelvo a insistir; los seres humanos somos de la tierra, orgánicos, y los minerales que se encuentran en la tierra son electrones y antioxidantes absorbidos a través de los pies. Es la conexión tierra y ser humano.

Al caminar descalzo sobre la grama húmeda, los electrones libres entran por las plantas de los pies y en el cuerpo como antiinflamatorios y sin efectos secundarios, todo 100% natural.

Con esta terapia han comprobado que se producen buenos cambios y muy benéficos para la salud del ser humano. Porque somos hechos del polvo de la tierra, tenemos la responsabilidad de estar en contacto con ella y mejorar nuestra salud. Rápidamente verá los cambios, cómo se regulan el ritmo cardiaco y los niveles de glucosa. Disminuyen los dolores en las articulaciones, el asma, las alergias, el estrés, la depresión y ayuda al sistema inmunológico, etc.

PODER AUTOCURATIVO

Es muy importante darle las herramientas necesarias a nuestro cuerpo, para que éste haga un óptimo mantenimiento en base a una buena nutrición.

CUERPO ALCALINO, SALUD SEGURA

Ácido= **Enfermedad**   Alcalino= **Salud Verdadera**

Las células alcalinas atraen oxígeno. Las células ácidas lo rechazan.

Espero que este libro les sirva de enseñanza, orientación y edificación, para mantener sus órganos y su sistema en óptimas condiciones y cuidar su cuerpo y su salud.

Desintoxique su cuerpo, baje de peso. Sienta la energía.

Esté saludable y viva una vida feliz.

Consuma frutas y vegetales. Camine diariamente y mantenga su mente positiva.

-

El Lenguaje que Cura

Estos remedios naturales son de bendición para tu vida.

Tú crees, tú decretas y así será… ¡Tu cuerpo se auto-cura! La fe tiene poder curativo.

La emoción del corazón es importante. Consérvalo en buenas condiciones.

Bicarbonato de sodio y limón, son la mejor 'quimio casera' que previene antes de lamentar. Este remedio natural mata y destruye las células cancerosas.

ENERGÉTICO SIN IGUAL

Es indudable que las fatigas físicas y mentales se hallan entre las quejas más comunes que se escuchan de infinidad de personas. Lo más probable es que algunas de ellas estén padeciendo de fatiga y falta de energía.

Tomemos en cuenta que algunos factores que contribuyen a la fatiga incluyen el hecho que no dormimos bien ni lo suficiente; nos alimentamos mal, no bebemos suficiente agua; desayunamos, comemos y cenamos alimentos azucarados y grandes cantidades de calorías y grasa; no hacemos ejercicio regularmente, y estamos constantemente sujetos a la tensión.

La sociedad globalizada en que vivimos, ha implementado un sinnúmero de alternativas instantáneas para combatir la fatiga. En los países desarrollados millones de personas emplean miles de millones de dólares, euros, pesos, etc., cada año en el consumo de cafeína y azúcar como fuentes de energía. Sin embargo, para la mayoría de esas personas, los cambios en la forma de comer, en la conducta, e incluso en la forma de pensar, pueden ayudar a combatir dicha fatiga.

Una eficaz forma para hacerle frente a la fatiga la hallamos en los productos naturales. Por ejemplo el Ginseng, que en el Oriente se le conoce como el Rey de las Hierbas, es valorado como un tónico vigorizante, el que puede preservar la salud física y la agilidad mental, ya que estimula al organismo a combatir la tensión, la debilidad y la fatiga física y mental. Éste ejerce un efecto protector contra la tensión.

Las plantas de Ginseng poseen la habilidad de aumentar la resistencia a las enfermedades, al tiempo que incrementan gradualmente la resistencia a la fatiga física y mental. El Ginseng así como Maca consumidos regularmente, pueden incrementar la longevidad, mejorar la salud en general y restaurar la memoria.

Cuando hablamos de plantas medicinales inteligentes, el Ginkgo Biloba se encuentra al frente de muchas otras. Éste fomenta la circulación sanguínea y el oxígeno cerebral, y ayuda a mejorar la memoria y la habilidad de pensar. Perfecciona la ejecución física y mental.

Por último hablemos de la Gotu Kola; a esta hierba se le conoce como 'el alimento para el cerebro' y es tan maravillosa que es utilizada para heridas así como en la lepra y hasta en usos culinarios, ya que puede rehabilitar las reservas de energía al incrementar la fuerza física y mental.

¿CÓMO HACER UNA LIMPIEZA INTESTINAL?

Primero, imagínese la basura que se acumula en un sitio o casa que no ha sido limpiada durante 5, 10, 20, 30 o 50 años. Claro, no lo quiere ni pensar. Y si nuestros cuerpos se hallan en esa condición, ¿cómo queremos que se mantengan funcionando bien si nunca los limpiamos? Por fortuna, nuestro cuerpo realiza algo de esta limpieza por sí mismo.

Y es que el cuerpo se convierte en un órgano de eliminación de residuos cuando necesita expulsar materias tóxicas. Basta con señalar las herramientas que el cuerpo emplea para expulsar y destruir enfermedades: vómitos, diarrea y fiebre son parte de éstas. Por ejemplo, durante un resfrío vienen los estornudos, comienza a fluir la mucosidad, surge la tos y en ocasiones hasta fiebre. Bueno, el mismo proceso lo hace nuestro cuerpo.

Mucha gente no entiende la forma natural que tiene el cuerpo para limpiarse a sí mismo, cree que los síntomas de eliminación son todos malos y que deben detenerlos. Entonces corren a buscar antibióticos, antihistamínicos u otro tipo de droga para parar la diarrea. Pero los antibióticos no sólo matan las bacterias malas sino que también lo hacen con las beneficiosas. Mientras que los antihistamínicos impiden la eliminación de los mocos de la cabeza y los deja ahí de modo que la próxima vez el cuerpo tendrá que trabajar más duro para eliminarlos. Las drogas o sustancias químicas que tomaron antes contra la diarrea, detienen más que las eliminaciones del colon: ¡Detienen todo el proceso de eliminación del cuerpo!

Los especialistas de la salud dicen que sólo hay una enfermedad: el estreñimiento. No sólo el estreñimiento u obstrucción del colon, sino que es una obstrucción de todos los órganos internos. Porque el cuerpo utiliza al colon como una de sus principales plantas de desechos. Cuando el colon está limpio y funciona adecuadamente, el resto del cuerpo incluyendo los otros órganos, se encuentran libres para limpiar el 'sitio o la casa' y 'volcar' sobre el colon. Pero si el colon está tapado, las glándulas y los órganos se llenan de toxinas, mucosidad, así como desechos que van intoxicando y contaminando la sangre. Es muy necesario limpiar y mantener un colon aseado y sano consumiendo fibra diariamente, y tres veces al año hágase un enema (lavado colónico). Por supuesto, con especialistas en salud natural o usted mismo. Úselo siguiendo las indicaciones que aparecen en las etiquetas o instructivos del fabricante.

BALANCE DE VIDA EN EQUILIBRIO...

Cuerpo, mente y alma

LAS DIETAS IDEALES

Un cambio de dieta o de diferente estilo de vida alimenticia es a veces abrumador, por lo tanto, estos 'tips' podrían hacerlo más fácil. Las dos cosas más importantes para cambiar en su dieta son el azúcar y las harinas blancas y refinadas. Será mejor que use harina integral. Igual, use miel o melaza, miel de agave o Stevia, que es una planta natural que endulza 20 veces más que los edulcorantes antes mencionados y contiene Ø calorías, en lugar de la azúcar blanca. Le sorprenderá lo fácil que puede adaptar sus métodos de cocina sin siquiera cambiar lo que come. Si usted hiciera sólo este cambio, sería tremendo y de bendición para su salud, en términos de lograr sentirse muy bien.

Otro paso muy fácil, es leer las etiquetas en los productos para detectar aditivos innecesarios y dañinos. Elija cosas como BHT, BHA, MSG (glutamato monosódico), colorantes y sabores artificiales; nitratos, sal, azúcar o cosas que terminen en 'osa', como dextrosa, y otros preservadores artificiales, perjudiciales para su salud y nutrición.

Azúcares de Dieta, ¡NO!
Stevia es mejor

A menos que usted esté muy enfermo y no tenga otra alternativa, haga cambios graduales con los que pueda vivir; no cambios radicales de la noche a la mañana que abandonará con disgusto en 2 o 3 meses. Siga buscando formas de mejorar su dieta, a su manera, aliméntese sanamente y haga cambios en su estilo de vida que se acomoden a usted y a su personalidad.

Por ejemplo, agregar más vegetales o frutas a la dieta y tome agua destilada o alcalina. Pruebe algunos métodos para cocinar con menos aceite los mismos alimentos que ya come, use aceite de soya, uva o coco, y el de oliva para saltear sus alimentos.

Agregue vegetales y frutas frescos, granos enteros y cereales, en lugar de 'comidas instantáneas'. En pocas palabras, vuelva a comer 'comida real', orgánica, nacida de la tierra que es de donde provenimos, porque los seres humanos fuimos formados del polvo y esa es nuestra verdadera nutrición y sana alimentación.

Alimentos permitidos
(Consuma caldos, sopas y granos):

SOPAS: Todas las hechas en casa; de vegetales, brotes de lentejas, de frijoles, de cebada, de arroz integral, de mijo, de pollo (sin la piel, de preferencia).

De todo tipo; lechuga, alfalfa, trigo, lentejas, rábano, repollo, frijoles, etc.

Nota: Los brotes son la forma más alta de nutrición. Se ha encontrado que el tiempo en la vida de una planta cuando empieza a florecer (germinados), es donde contiene hasta 10 veces la concentración de vitaminas y minerales.

DULCES: Miel cruda, melaza sin azufre, jarabe de arce, jugo de piña, jugo o concentrado de manzana, sorgo, jarabe de cebada, fructosa, zanahoria.

ADEREZOS: Hierbas, ajos, cebolla, cebollines, perejil, mejorana, pimiento rojo, enzima de mar, minerales o sal marina. Sazonador o caldo vegetal.

Alimentos que se deben evitar:

SOPAS: De lata y cremas, caldos comerciales, bases grasosas.

DULCES: Azúcar refinada (blanca o morena), chocolate, caramelos, dextrosa, sacarosa, jarabes.

ADEREZOS: Pimienta negra, sal procesada, glutamato monosódico, saborizantes o colorantes de alimentos, etc.

Bebidas permitidas para tener una buena salud:

1.- Todos los tés de hierbas (menta, alfalfa, manzanilla, anís, té verde, hierbabuena, etc.)
2.- Jugos frescos o congelados, sin azúcar (manzana, pera, uva, piña, etc.)
3.- Jugos frescos de vegetales (zanahorias, bebidas verdes, etc.)
4.- Bebidas de algarrobo (planta)
5.- Bebidas de clorofila (alfalfa, espinaca, apio, berros, etc.)
6.- Caldo vegetal

Bebidas que debe evitar:

1.- Alcohol
2.- Café
3.- Bebidas carbonatadas (sodas)
4.- Jugos pasteurizados y de lata
5.- Bebidas artificiales (en polvo, para preparar)
6.- Jugos o bebidas azucarados

Recuerden que no somos químicos ni drogadictos, somos orgánicos por naturaleza.

Carbohidratos permitidos:

GRANOS: Avena, trigo, salvado, trigo sarraceno, mijo, arroz integral, centeno, cebada, etc.

SEMILLAS: Ajonjolí, calabaza, girasol, lino, amaranto, quínoa, chía, etc. Fideos y macarrones hechos de harina integral, espinacas, etc.

VEGETALES: Todos los vegetales. Los vegetales crudos son los mejores. Use vegetales frescos o congelados, cuando los cocine, hágalos al vapor o al horno.

FRUTAS: Todas las frutas. Frescas, congeladas, en compotas, secas, sin azufre. Coma moderadamente frutas cítricas, con excepción de los limones.

Aceites o grasas permitidas:

Aceites procesados al frío; aceite de oliva (nota: éste debe usarse a bajas temperaturas; es mejor para saltear los alimentos), de uva, de soya, de coco, o de vegetales. Para cocinar, los mejores son los aceites vegetales.

Carbohidratos que debe evitar:

GRANOS: Productos de harina blanca, granos y semillas pelados, arroz blanco, mezclas, comidas preparadas, semillas cocinadas. Todos los granos procesados o refinados. Fideos de harina blanca.

VEGETALES: Todos los vegetales envasados comercialmente, vegetales fritos, papas y hojuelas de maíz (chips), etc.

FRUTAS: Confitadas con azúcar.

ACEITES: Saturados y grasas.

LAS HIERBAS Y EL
SISTEMA INMUNOLÓGICO

La batalla de la medicina moderna convencional por mantener la salud, está representada por cirugías, drogas, radiaciones y otras terapias, pero la verdadera salud puede obtenerse manteniendo un sistema inmunológico sano.

El sistema inmunológico es el que se enfrenta ante cada ataque a nuestro cuerpo.

Una deficiencia del sistema inmunológico resulta en incremento de la susceptibilidad a cualquier tipo de enfermedades. Síntomas comunes son: la fatiga, infecciones a repetición, inflamación, reacciones alérgicas, diarreas crónicas, candidiasis, y cicatrización lenta de las heridas.

Hay un estimado de dos resfriados comunes al año en personas saludables, pero la persona que presente más resfriados y enfermedades infecciosas, podemos suponer que su sistema inmunológico está deficiente. Lo principal del sistema inmunológico es identificar aquellas cosas que son nuestras (propias) y las que son extrañas o dañinas para actuar y neutralizarlas o destruirlas.

El sistema inmunológico comprende diferentes órganos, estructuras y sustancias como: células blancas de la sangre (leucocitos), médula ósea, los órganos y vasos linfáticos, células especializadas encontradas en varios tejidos del cuerpo, y sustancias especializadas llamadas inmunoglobulinas, complementos y otros factores séricos. Todos estos componentes trabajan juntos para proteger al cuerpo de infecciones y enfermedades.

Este sistema cuando nacemos comienza sus funciones pero de una forma inmadura, pero el cuerpo aprende él solo a defenderse de las diferentes invasiones extrañas (antígenos).

El sistema inmunológico tiene la habilidad de aprender a identificar y recordar o memorizar los antígenos que tiene ya elaborados, por eso decimos que tenemos una inmunidad humoral (ya está en el suero) y una inmunidad mediada por células. En la inmunidad mediada por células, las células blancas de la sangre llamadas linfocitos T identifican y destruyen células cancerosas, virus, bacterias y hongos. Los linfocitos T maduran en la glándula timo, de ahí su designación T. Ellos aprenden a reconocer lo que es propio y tolerarlo, y lo que no es propio destruirlo. El timo es una glándula localizada detrás del esternón, en él cada célula es programada para identificar un tipo particular de la invasión enemiga. No todas ellas hacen ese pasaje exitoso a través del timo, algunas son imperfectas y son eliminadas pues no reconocen lo propio y lo no propio.

La inmunidad humoral envuelve la producción de anticuerpos, no son células pero sí proteínas especiales cuya estructura química está formada a acoplar con la superficie del antígeno específico. Cuando ellas encuentran su anticuerpo específico pueden dañar las células invasoras o poner en alerta a las células blancas para atacar.

EQUILIBRIO ÁCIDO-ALCALINO DE LA SANGRE. ESTABILIDAD DEL PH

Es muy necesario mantener el equilibrio ácido-alcalino de la sangre, ya que eso ayuda en la liberación de la vitamina A de su almacén hepático, lo que redunda en minerales alcalinos como el cinc, potasio, magnesio, calcio, litio, cesio, sodio, etc.

* Ayuda a tener un balance hormonal tanto a hombres como mujeres.
* Previene el acné al regular la actividad de las glándulas sebáceas.
* Interviene en la síntesis de colágeno.
* Es el protector del hígado.
* Es un potente antioxidante natural ya que es un componente de la enzima antioxidante superoxidodismutasa.
* Ayuda a mantener las funciones oculares normales.
* Es muy útil para reducir el ruido en los oídos (tinnitus). Generalmente y para unos resultados más óptimos, se toma en combinación con otro mineral que es el cobre.

Cuando hay deficiencia

La carencia del equilibrio ácido-alcalino de la sangre, puede ocasionar una serie de trastornos en el organismo, éstos son algunos de ellos:

* Retraso en el crecimiento.
* Alteraciones mentales.

- Alteraciones en la forma y función de los órganos reproductores masculinos. ★Alteraciones en los sentidos del olfato y el gusto.
- Depresión inmunitaria.
- Baja tolerancia a la glucosa.
- Manchas blancas en las uñas, así como debilidad en las mismas.
- Es un hecho demostrado que la carencia de Cinc combinada con la de Piridoxina ocasiona trastornos mentales.
- Si la piel tiene bajo contenido de Cinc, aparecen estrías en las caderas, los muslos, el abdomen, los senos y los hombros.
- El cabello puede perder también parte de su pigmento natural. También pueden aparecer otras lesiones dérmicas.
- No hay que olvidar que las carencias de Cinc y Piridoxina pueden predisponer al cáncer.
- Infertilidad.
- Acné.
- Pérdida de apetito.
- Trastornos oculares.
- Pérdida de cabello.
- Aumentos en los niveles del colesterol.
- Cansancio y fatiga.
- Trastornos de la próstata.
- Diarreas y mala cicatrización de las heridas, entre otras más.

Causas que favorecen su deficiencia

Éstas son algunas de las causas de su carencia:

★ Un elevado consumo de fibra dietética, ya que impide su absorción.

* Ingesta excesiva de Cadmio. Los niveles tóxicos del Cadmio pueden inhibir la absorción de Cinc.
* Proteínas vegetales usadas como sustitutivos de la carne.
* El ácido fólico y los polifosfatos. Los fitatos presentes en granos integrales, maíz y arroz. Los fitatos se unen al mineral bloqueando su absorción. Existen diferentes tratamientos que las industrias alimentarias realizan sobre ciertos alimentos para disminuir el contenido de fitatos y así mejorar la absorción de Cinc y Hierro.
* Síndrome premenstrual.
* Durante el embarazo.
* Durante el primer año de vida, cuando el bebé tiene demasiado Cobre y necesita Cinc para contrarrestarlo, eliminando el exceso.
* Durante la fase rápida de crecimiento.
* Durante la pubertad, sobre todo en el caso de los adolescentes de sexo masculino.
* Durante los 10 años en que las chicas sufren una considerable tensión premenstrual.
* Los anticonceptivos que aumentan el índice de Cobre, pueden aumentar esta deficiencia.
* Durante un periodo de estrés.
* Cuando se ingiere demasiado Cobre.
* Durante cualquier enfermedad grave. La leucemia crónica, por ejemplo.
* Cirrosis hepática.
* Insuficiencia renal.
* Factores genéticos como en la acrodermatitis enteropática, enfermedad hereditaria infantil que se manifiesta como una incapacidad de absorber Cinc de la dieta en forma adecuada.
* Diabetes.

★ Tanto el exceso de sudor como el consumo de aguas duras provocan pérdida de Cinc.

★ Hierro: Los suplementos de hierro de altas dosis (mayor a 25 mg) pueden disminuir la absorción de Cinc. Esto no ocurre con el Hierro proveniente de la dieta o el natural. No se recomienda tomar los suplementos entre comidas para así disminuir su efecto con respecto al Cinc.

★ Calcio: El Calcio en combinación con el ácido fítico inhibe al Cinc ya que forma complejos insolubles para el intestino.

★ Caseína, proteína presente en la leche, muestra tener un efecto negativo sobre la absorción de Cinc.

★ Medicamentos: Antibióticos (tetraciclinas y quinolonas), anticonvulsionantes (valproato de sodio), diuréticos, anticonceptivos y corticoides.

Precauciones y Datos a Tener en Cuenta

Los índices de Cinc inferiores a los normales distorsionan también el olfato y el gusto, lo que puede degenerar en una desnutrición grave. Esto se debe a la presencia en el organismo de una sustancia conocida como criptopirrol.

Los hipertensos suelen tener niveles bajos de Cinc y altos de Cobre.

A veces los ancianos padecen estados de confusión que se diagnostica erróneamente como senilidad, cuando sólo se trata de una carencia de Cinc.

En los periodos de inanición se pierde Cinc y suben demasiado los niveles de Cadmio y Cobre.

Cuando se toman dosis altas de vitamina B6 se hace necesario ingerir más Cinc.

En caso de diabetes, alcoholismo o alteraciones prostáticas, se debe incrementar el consumo de Cinc.

Se debe administrar o tomar Cinc en casos de menstruaciones irregulares.

El Cinc y el Magnesio deberían administrarse a personas mayores con predisposición a padecer demencia senil.

El uso del Cinc aumenta la necesidad de vitamina A.

En caso de tuberculosis se aconseja evitar el consumo de Cinc.

Niveles de Toxicidad

Se pueden presentar casos de toxicidad aguda con ingestas de entre 225 a 450 mg de una sola vez, causando los siguientes signos:

* Dolor abdominal.
* Diarreas.
* Náuseas.
* Vómitos.

La Toxicidad Crónica

Ésta se da con ingestas diarias de más de 150 mg. Por un periodo de tiempo prolongado causando:

* Deficiencia de Cobre.
* Alteración de la función inmune.
* Reducción de lipoproteínas de alta densidad (HDL, colesterol bueno).

EL CINC (ZINC) Y LA IMPORTANCIA DE LOS MINERALES

Los primeros reportes en cuanto a la importancia del Cinc en seres humanos se dieron a conocer durante la década del 60 al estudiar niños con malnutrición en el Medio Oriente (Egipto e Irán). Su símbolo es Zn y su número atómico 30. Fue en 1963 que la doctora Prasad, cuando analizaba adolescentes y jóvenes que tenían anemia por deficiencia de Hierro, retraso en el crecimiento y en la maduración sexual, quien descubrió su importancia al observar que los pacientes respondían favorablemente ante la ingesta de suplementos de Cinc.

La mayoría del Cinc se absorbe en el intestino delgado, siendo el yeyuno el lugar de mayor velocidad en el transporte del mismo. La absorción es un proceso saturable ya que cuando los niveles de Cinc disminuyen se produce un aumento en la velocidad del transporte. Luego es transportado principalmente por la albúmina (proteína plasmática) al hígado a través de la circulación portal. Desde allí se distribuirá a diferentes tejidos. El Cinc forma parte de 100 enzimas, las cuales están ligadas al retinol, al metabolismo de proteínas y glúcidos, como así también a la síntesis de insulina, ARN, y ADN. Tiene un papel básico en el sistema inmunitario, mejorando la respuesta inmunitaria natural en todas las células del cuerpo humano, dado que forma parte conjuntamente con el Cobre y el Magnesio de la enzima SOD, el superóxido dismutasa, eliminador de radicales libres de oxígeno. Su función es esencial durante el crecimiento. Se une fácilmente a los grupos amino de las proteínas y aminoácidos. Se absorbe fácilmente, fijándose a todas las proteínas del plasma y estando presente, en todos los tejidos del organismo. La piel humana retiene el 20% de todo el Cinc del organismo y a él le debe su elasticidad. Más del 85% del total del Cinc presente en nuestro organismo se deposita en los músculos, huesos, testículos, cabellos, uñas y tejidos pigmentados del ojo. Se elimina en las heces a través de secreciones biliares, pancreáticas e intestinales.

Funciones que Desempeña

Éstas son algunas de las funciones más importantes que el Cinc, desarrolla en el organismo:

* Se le considera un componente esencial de la acción de la insulina y aparece de forma abundante en los islotes de Langerhans.
* La glándula prostática goza del índice más elevado de Cinc en el organismo.
* Está relacionado con las funciones sexuales en los varones.
* Las uñas y el cabello necesitan también el Cinc para crecer sanos, si no las uñas de los pies y de las manos se tornan quebradizas y aparecen manchas blanquecinas y opacas.
* Es necesario para una correcta contractibilidad muscular.
* Es esencial para la síntesis de las proteínas.
* Participa en el metabolismo correcto del fósforo.
* Colabora activamente en el desarrollo del sistema nervioso.
* Es esencial para el desarrollo del cerebro en el feto.
* Participa en el desarrollo de los órganos reproductivos.
* Ayuda a la cicatrización de las heridas.

Para tener una mejor absorción: ¡El maravilloso Cinc!

Entre las cosas y causas que favorecen una mejor absorción se encuentran éstas:

* Proteínas animales: La cantidad de proteínas presente en una comida lleva a un aumento de la ingesta de Cinc y tiene un efecto positivo sobre la absorción de Cinc.
* Histidina y metionina (aminoácidos).
* Ácidos orgánicos: El agregado de ácido cítrico a ciertas comidas puede estimular la absorción de Cinc.

EL MAGNESIO

El Magnesio es el elemento más importante en la formación y constitución del ácido ribonucleico, el cual es la sustancia genética que sintetiza las proteínas, controla las facultades cerebrales (pensamiento, razonamiento, memoria, etc.) y controla la función activa de las glándulas y de los órganos vitales, en consecuencia, una deficiente alimentación sin Magnesio descontrola al organismo, generando las ya mencionadas enfermedades y otras como: diabetes, hemiplejias, artritis, prostatitis, arterosclerosis, mal de Parkinson, descalcificación (raquitismo), trombosis coronaria, obesidad y otros.

Lo más importante en el proceso electroquímico existente en el corazón, el Magnesio no sólo permite la asimilación del Calcio en el organismo, sino que suministra la carga eléctrica positiva necesaria formando con el Calcio los impulsos eléctricos que activan la contracción del corazón, el cual representa el primer principio de la vida.

El Magnesio es indispensable para el cuerpo

Dejando de lado al oxígeno, el agua y los alimentos, el Magnesio es uno de los elementos más importantes que el cuerpo requiere. Y es que el Magnesio activa más de 350 diferentes funciones en el organismo, incluyendo digestión, producción de energía, formación de músculos y huesos, y la creación de nuevas células. Activa la vitamina B, relaja los músculos, ayuda al corazón, riñón, adrenal, cerebro y función del sistema nervioso.

La falta o deficiencia del Magnesio en el organismo humano puede ocasionar cualquier cuadro de mala salud. Un alto porcentaje, entre el 85 y 95% de las personas sufren por deficiencia de Magnesio, este grupo contempla a quienes han tomado un suplemento de Magnesio.

De manera que la deficiencia de Magnesio puede ser ocasionada por una variedad de factores: estrés, alcoholismo, tabaquismo, uso de drogas, diabetes, mucho carbohidrato y sodio (sal), dieta elevada en calcio; y en otras provoca que baje la función de la tiroides.

El Magnesio es vital para mantener el nivel adecuado de energía, cuando hay insuficiencia de Magnesio la producción de energía celular baja, lo que eventualmente ocasionará fatiga, debilidad y cansancio. El Magnesio es también esencial para la regulación en el nivel de Potasio y función de la glándula Adrenal, ya que ambos son importantes para mantener óptimamente los niveles de energía.

Cuando alguien está sufriendo de estrés, eso puede deberse a la deficiencia de Magnesio. Y es que cuando las células nerviosas están excitadas y reactivas, no pueden recibir mensajes. Cuando hay nervios e irritabilidad, el músculo no se puede relajar debido a la falta de Magnesio o al poco que el organismo guarda.

Esto ocasiona la pérdida de factibilidad para dormir, los músculos se inflaman, hay cólicos, tensión y sentimientos de inconformidad, sensibilidad extrema y tristeza.

En ocasiones, cuando se consume mucho Calcio, éste roba y crea deficiencia de Magnesio. Por ejemplo, el síndrome premenstrual y desbalance hormonal es ocasionado principalmente por falta de Magnesio y sobra de Calcio.

El Magnesio es un elemento vital en la formación de compuestos químicos, como el Fósforo y el Calcio, para luego actuar como agente en el transporte, distribución y asimilación de estos importantes elementos a través de la sangre, hasta los huesos, dentadura, glándulas y órganos, es decir, la alimentación con insuficientes cantidades de Magnesio no permite la asimilación del Fósforo y el Calcio, creándose una deficiente formación ósea, raquitismo en infantes y adolescentes, osteoporosis y trastornos en general en las glándulas y órganos vitales.

Con relación al sistema nervioso, el Magnesio es el único elemento que mantiene los niveles de Calcio en el sistema, permitiendo una normal y saludable generación de corriente eléctrica, indispensable en la función activa del cerebro, glándulas y órganos, previniendo también el estrés e irritabilidad nerviosa.

Igualmente, el Magnesio eleva considerablemente la capacidad destructora de los glóbulos blancos contra virus y bacterias extrañas en la sangre, lo cual potencializa el sistema inmunológico.

El Magnesio impide la formación de cálculos renales y biliares debido a que actúa como disolvente en la reacción entre el ácido oxálico y el Calcio no asimilado por el organismo.

La falta de Magnesio en la dieta permite pérdidas de niacina, ácido linoleico, pectina y vitaminas A, C, D y E en el organismo humano y ésta es la causa por la cual se eleva desordenadamente los niveles de colesterol en la sangre.

El Magnesio es un elemento indispensable en el tratamiento de la hipertensión arterial, debido a que relaja mediante impulsos eléctricos los músculos que rodean las arterias, impidiendo la contracción excesiva de tales arterias.

El Magnesio es un elemento indispensable en el desarrollo y multiplicación de células, es decir, al ser parte vital del aparato reproductivo de cada célula y del organismo, potencializa la función sexual y reproductiva del ser humano generándose máxima salud, vitalidad, rejuvenecimiento, belleza facial y corporal.

¡CÓMO ACABAR CON LAS BACTERIAS!

Los arándanos agrios, también conocidos como arándanos rojos, *cranberry* en inglés, tienen sustancias químicas naturales que impiden que las bacterias se afiancen en su sistema. Eso puede mantenerlo libre de infecciones en la boca, el estómago y las vías urinarias.

Evite las infecciones urinarias, como la cistitis. La mayoría de las mujeres contraen una infección urinaria de vez en cuando y algunas la padecen una y otra vez. El jugo de arándano agrio es un remedio popular para tratar el dolor, el ardor y la necesidad frecuente de orinar. La ciencia demuestra que este jugo puede ayudar a prevenir estas molestas infecciones.

Se creía que la acidez en el jugo de arándano hacía que la vejiga se volviera un lugar poco amigable para las bacterias. Ahora los expertos atribuyen este mérito a unas sustancias naturales de origen vegetal presentes en el arándano, llamadas proantocianidinas (PAC). Las PAC impiden que las bacterias se adhieran a las paredes de las vías urinarias, lo que detiene el avance de una infección.

Beber jugo de arándano agrio también puede ayudarle a superar una infección que ya empezó. Usted puede obtener el mismo efecto comiendo arándanos secos endulzados. Si prefiere el remedio tradicional, beba por lo menos una o dos tazas de jugo de arándano agrio al día para prevenir las infecciones urinarias. Este jugo también funciona como un diurético natural para eliminar el exceso de agua del cuerpo y reducir la hinchazón.

También para las úlceras estomacales. Las sustancias químicas naturales presentes en los arándanos también impiden que la bacteria *H. pylori* se establezca en su estómago. Las bacterias, no el estrés ni los malos hábitos de alimentación, son las culpables de la mayor parte de las úlceras estomacales. Una infección por *H. pylori* provoca otros problemas, como el reflujo ácido y el cáncer de estómago. Un estudio realizado en China, encontró que las personas que bebieron alrededor de dos tazas de jugo de arándano agrio cada día redujeron, en sólo tres meses, su riesgo de infección por *H. pylori*.

Otro remedio muy eficaz es el licuado de papa cruda en té de goldenseal o equinacea, al que puede agregarle miel de abeja 100% natural.

Hágalo así: Licue media papa cruda en el contenido de un vaso de agua, 4 cucharadas de jugo de sábila (aloe vera), 1 cucharada de miel 100% natural. ¡Listo!, tómelo en ayunas durante 21 días.

¡ALTO AL COLESTEROL!

Cuando el nivel sanguíneo de colesterol y triglicéridos es alto, las arterias se llenan de placa, lo cual impide que la sangre fluya hacia el cerebro, los riñones, los órganos genitales, las extremidades y el corazón. El colesterol alto es una de las principales causas de enfermedad cardiaca porque el colesterol genera depósitos de grasa en las arterias. El colesterol alto también se relaciona con los cálculos biliares, la impotencia, el deterioro mental y la presión arterial alta. Además, se ha encontrado una relación entre niveles elevados de colesterol sanguíneo y pólipos en el colon, y cáncer (en especial de próstata y seno).

La dieta, los alimentos, influyen muchísimo en el nivel del colesterol. Mientras que consumir alimentos ricos en colesterol y/o grasas saturadas eleva el nivel del colesterol sanguíneo, las dietas vegetarianas, hacer ejercicio con regularidad y tomar niacina y vitamina C, puede reducir el colesterol.

Incluya en su dieta los siguientes alimentos que ayudan a bajar el colesterol: manzana, plátano (banana), zanahoria, pescado de agua fría, frijol seco, ajo, toronja, aceite de oliva, aguacate y lecitina.

Consuma abundante fibra. Las frutas, los vegetales y los granos enteros son ricos en fibra. La fibra dietética soluble en agua es muy importante para reducir el nivel del colesterol sanguíneo y se encuentra en frijoles, cebada, arroz, café y frutas. Son el mejor alimento para bajar el colesterol; avena, mostaza, chía.

¿QUÉ ES EL COLESTEROL?

A pesar de su mala reputación, el colesterol es necesario para que el organismo funcione correctamente. El hígado produce alrededor del 80% del colesterol total del organismo; el 20% restante procede de la dieta. El colesterol interviene en las hormonas sexuales y en el proceso digestivo, y las células lo utilizan para construir sus membranas.

El colesterol viaja desde el hígado hasta los diversos tejidos del organismo a través del torrente sanguíneo por medio de una clase especial de moléculas de proteína llamadas lipoproteínas. Las células toman lo que necesitan y el resto permanece en el torrente sanguíneo mientras otras lipoproteínas lo recogen para devolverlo al hígado.

Hay dos clases principales de lipoproteínas: LDL lipoproteínas de baja densidad (low-density lipoproteins) y HDL, lipoproteínas de alta densidad (high-density lipoproteins). Las LDL se conocen popularmente como "colesterol malo"; las HDL, como "colesterol bueno".

Conocer la función de cada clase de lipoproteínas permite entender esto. Las lipoproteínas de baja densidad están sobrecargadas de colesterol porque son las moléculas que lo transportan desde el hígado hasta las células del organismo. Por otra parte, las lipoproteínas de alta densidad llevan relativamente poco colesterol y circulan por el torrente sanguíneo eliminando el exceso de colesterol de la sangre y los tejidos.

Cuando las HDL ya han viajado por el torrente sanguíneo y han recogido el exceso de colesterol, lo devuelven al hígado, donde nuevamente se incorpora en las LDL para ser llevado a las células. Cuando este proceso marcha bien, este sistema permanece en equilibrio. Pero cuando las HDL tienen que hacerse cargo de cantidades demasiado altas de colesterol, o cuando no hay suficientes lipoproteínas de alta densidad para cumplir esta labor, el colesterol puede formar placa y adherirse a las paredes de las arterias, lo que eventualmente puede conducir a enfermedades del corazón.

La manera exacta en que las lipoproteínas cumplen sus funciones no se conoce. Tampoco se sabe si trabajan con otros elementos del organismo, o cómo lo hacen. Lo que sí se sabe es que las personas con niveles altos de HDL y niveles relativamente bajos de LDL tienen menos riesgo de enfermarse del corazón.

La obstrucción arterial puede mejorar en las personas que ya han tenido ataque cordiaco o bloqueo de las arterias cuando se logra elevar el nivel de las HDL y disminuir el de las LDL.

El National Cholesterol Education Program estableció en 200 miligramos por decilitro de sangre (mg/dl) el nivel "seguro" del colesterol total de la sangre (incluyendo LDL y HDL). El rango aceptable es entre 200 y 239; sin embargo, un nivel superior a 200 conlleva el riesgo de sufrir alguna enfermedad cardiaca. Se considera que por encima de 240 ese riesgo es alto.

Practique el ejercicio, consuma frutas y verduras en su dieta diaria, así como cereales integrales.

¿QUÉ ES LA COLITIS ULCERATIVA?

La colitis ulcerativa es una enfermedad crónica en la cual las membranas mucosas del recubrimiento del colon se inflaman y se ulceran, lo que produce diarrea sanguinolenta, dolor, gases, sensación de llenura y, en algunas ocasiones, endurecimiento de la materia fecal. En este caso, los músculos del colon deben trabajar más arduamente para movilizar la materia fecal endurecida a través del colon. Esto puede hacer que el recubrimiento mucoso de la pared del colon se abulte y desarrolle pequeños sacos llamados divertículos. Aunque esto se puede presentar en cualquier parte del colon, el sitio más frecuente es la sección inferior izquierda del intestino grueso, llamada colon *sigmoide* (en forma de s). La *enteritis* y la *ileítis* son dos clases de inflamación del intestino delgado que con frecuencia se relacionan con la colitis.

La colitis ulcerativa puede ser desde relativamente leve hasta grave. A menudo se presentan complicaciones como diarrea y sangrado. Un problema mucho menos común es megacolon tóxico, en el cual la pared del intestino se debilita, se dilata y corre el riesgo de perforarse.

La causa o causas de la colitis son desconocidas, pero entre los factores que posiblemente contribuyan a ella están malos hábitos alimentarios, estrés y alergias a algunos alimentos. La colitis también puede ser producida por agentes infecciosos, como bacterias. Este tipo de colitis se relaciona a menudo con la utilización de antibióticos, que alteran la flora intestinal y favorecen la proliferación de microorganismos que normalmente permanecen bajo control. Los síntomas pueden ir desde diarrea hasta trastornos graves relacionados con la colitis ulcerativa.

La correcta digestión de las proteínas, ayuda a controlar la inflamación, en la colitis y el estreñimiento.

Dieta para la Colitis

La colitis ulcerativa puede ser una enfermedad sumamente dolorosa e, incluso, que temporalmente incapacite a quien la padece. La dieta es quizás el factor más importante para que el paciente mejore y se mantenga bien de salud. La nutrición brinda las siguientes pautas para la gente que sufre de colitis:

A algunas personas solamente les hacen daño determinados alimentos, como productos lácteos o los hechos a base de levadura o de trigo. Al revisar su registro diario, usted captará qué alimento o alimentos han empeorado su condición o lo han hecho sentir mejor.

Haga una dieta baja en carbohidratos y alta en proteína de origen vegetal. Incluya en su dieta alfalfa o cebada. Entre las fuentes de proteína indicadas en estos casos están el pescado, el pollo y el pavo (sin piel) asados, al horno o a la parrilla.

Consuma muchos vegetales, si no le gustan crudos, cómalos ligeramente cocidos al vapor. Puede saltearlos con sal de apio, de cebolla o de ajo y aceite de oliva.

Síntomas

Los primeros síntomas de la colitis ulcerativa suelen parecerse a los de la artritis: dolor leve pero generalizado, y dolor en las articulaciones. Estos síntomas pueden ir o no acompañados del malestar abdominal que es típico de la colitis. Si usted empieza a presentar síntomas como de artritis, podría servirle modificar la dieta y ver si esto le da buen resultado.

Cualquier persona que haya tenido colitis ulcerativa durante por lo menos cinco años, incluso si ha sido leve o ha estado inactiva durante un largo tiempo, debe hacerse una colonoscopía regularmente, pues las personas que sufren de esta enfermedad corren un riesgo mucho más alto de contraer cáncer de colon que el resto de la población. La colonoscopía es un examen que se practica con un instrumento largo y flexible, que le permite al médico explorar visualmente el interior del colon.

CAMBIE SU ESTILO DE VIDA

Consuma frutas y verduras, coma poca sal, tome por lo menos de 6 a 8 vasos al día de agua, de preferencia alcalina. Tome tés de hierbas naturales: de chaya, llantén, matarique, canela o limón. Camine diariamente. Tome un multivitamínico natural que sea completo con minerales y aminoácidos.

–

Calcio

Picolinato de cromo. Baja el nivel total del colesterol y mejora la proporción entre las HDL y las LDL.

Coenzyme Q10. Mejora la circulación.

Fibras, son muy buenas fuentes y ayudan a disminuir el colesterol.

Garlic (ajo). Reduce el nivel del colesterol y la presión arterial.

Lecithin granules, reducen el colesterol. Emulsificadores de la grasa.

Vitamina B complex, más extra vitamina B. Las vitaminas B son más eficaces cuando se toman al mismo tiempo.

–

¡Conózcalos!

Grasas saludables:

Alimentos ricos en ácidos grasos saludables, omega 3 y antioxidantes.

Éstos se encuentran en: Fresas, garbanzos, almendras, espinacas, germinados, frijoles, linaza, nueces y aguacate.

TIPS HERBARIOS

La Planta Reina

* La alfalfa natural, en cápsulas o en líquido; proporciona vitamina K y clorofila, que son necesarias para la curación. Tómese tres veces al día de acuerdo con las indicaciones de la etiqueta.
* El aloe vera ayuda a sanar el colon y, por tanto, mitiga el dolor. Tome media taza de jugo de aloe vera por la mañana y media taza por la noche.
* Las hierbas chamomile (manzanilla), dandelion (diente de león), feverfew (matricaria), papaya, red clover (trébol rojo) y slippery elm (olmo americano), son provechosas para la colitis, al igual que el extracto o el té de pau d'arco (palo de arco).

–

Enzimas Digestivas

Por las mañanas consuma diariamente enzimas digestivas así como lactobasilos (acidófilos / acidophilus) en suplemento natural. Consuma verduras y frutas como la papaya, el mango y especias como el jengibre, entre otros.

Los acidófilos los encuentra usted en cereales integrales, algunos yogures, licuados verdes o jugos de frutas 100% naturales; en granos como la soya o el mijo.

Los probióticos naturales son excelentes para nuestros cuerpos y para mantenernos libres de malas bacterias, sobre todo en el tracto digestivo.

¿Qué son los probióticos? Son bacterias vivas, saludables y amigables, que nos ayudan y se encargan de mantener nuestro sistema digestivo en buenas condiciones.

Podemos tomar un suplemento natural u obtener los probióticos de los alimentos antes descritos, pero éstos son muy importantes para nuestra salud.

VARIOS REMEDIOS

* Para la tos: Llantén, tomillo, gordolobo, eucalipto, orégano, cebolla, ajo, limón y miel.
* Cuando la tos es muy severa, se tiene bronquitis o asma: Té de violeta, ajo, eucalipto, tomillo y orégano. Tome un licuado de azafrán, repollo, jengibre y miel.
* Otro buen jarabe para la tos es el compuesto por: Higos, manzanas, peras, canela y miel.
* Contra la ronquera: Hierva romero, tomillo y gordolobo, a esta infusión agréguele miel de abeja o Stevia y bébala.
* Para combatir las afecciones de la garganta, afonía y desinflamar las anginas: 3 dientes de ajo macerados, cebolla, limón y miel. Machaque la cebolla lo suficiente para extraer su jugo y agréguele el jugo de 2 limones, déjelo reposar por 2 horas… Después, añádale una cucharada de miel de abeja y mézclelo. Tómelo en pequeños sorbos.
* Para el dolor de garganta; tome tés de hierbas de olmo americano, licorice root, malvavismo, regaliz (clorofila), alfalfa, espinaca, brócoli, menta y tomillo.
* Caldo depurativo: Antes de la comida beba una tacita de este caldo preparado con; perejil, comino, ajo, cebolla y zanahoria. Es excelente para una buena digestión. Únicamente tome el caldo, es magnífico hasta para un ayuno.
* Contra el estreñimiento: Lino, nopal, sábila, hojasén, cáscara sagrada, hinojo y borraja.
* Para las vías urinarias; riñones y vejiga: Cola de caballo, diente de león, tlaxchinole, chancapiedra, uva ursi, pelos de elote y damiana.

* Para la úlcera o la acidez: Poner en una licuadora, media papa cruda, repollo (col), miel y un vaso con agua, lícuelo y tómelo. También tome té de anís estrella y planta de sangre de grado o drago. El té de cancerina, hinojo y fenogreco es muy bueno contra la acidez.

* Contra la alitosis (mal aliento): Tome té de menta, perejil y anís. Compleméntelo comiendo guayabas y melón. También mastique menta (hierbabuena) o perejil y luego enjuague su boca. Haga gárgaras de vinagre.

* Evite las canas y detenga la caída de cabello: Tome té de hiedra, nogal y romero. También hágalo externo; después de bañarse enjuague su cabello con una infusión de estas hierbas.

* La anemia es una enfermedad causada por la disminución de la hemoglobina de la sangre. Este componente sanguíneo se encarga de transportar el oxígeno de los pulmones hasta las células. Los flujos menstruales, la pérdida de sangre, los embarazos o partos o alguna deficiencia en nuestro cuerpo; sobre todo la falta del fantástico mineral que es el hierro, puede ser causante de una anemia.

Contra la anemia: Licuar manzana, betabel y alfalfa. Tomar esta mezcla en ayunas durante 30 días… ¡Y adiós anemia! Tome vitamina B 12, complejo B 6, glóbulo rojo, ácido fólico en suplementos naturales.

AUMENTE SU SISTEMA INMUNOLÓGICO

La función que tiene el sistema inmunológico es combatir los microorganismos, los cuales provocan las enfermedades. Es muy necesario mantener saludable este sistema, pues cuando nuestro organismo sufre agresiones éste empieza a mostrar síntomas de debilidad y aparecen virus, envejecimiento, fatiga, cansancio, alergias, infecciones, hongos, entre otras.

Así es que a conservar un sistema inmunológico en perfecto estado para que de esa manera tengamos una salud óptima.

¿Cómo lograrlo?

El sistema inmunológico y su buen funcionamiento se logra con disciplina, alimentándose con comida saludable, así como consumiendo suplementos naturales y nutrientes.

El sistema inmunológico es un sistema diferente a los demás que tiene el organismo, éste es un sistema de interacción, no un grupo de estructuras físicas a diferencia de los demás órganos como son tejidos corporales, los vasos y organismos linfáticos, la médula ósea, entre otros.

Lo ideal es que todos trabajen en conjunto.

–

ES MUY ÚTIL CAMBIAR SU ESTILO DE VIDA

* Evite los productos de origen animal, los alimentos procesados, el azúcar y los refrescos endulzados o harinas refinadas.
* Utilice algas marinas o espirulina, especialmente cuando esté ayunando. La espirulina es un alimento

naturalmente digerible que ayuda a proteger el sistema inmunológico. Aporta muchos nutrientes necesarios para purificar y curar.

* Los empastes dentales de amalgamas de mercurio se han relacionado con el debilitamiento del sistema inmunológico. Los metales tóxicos debilitan el sistema inmunológico. El análisis del cabello es útil para comprobar si existe intoxicación por metales pesados.

* El estado mental de la persona puede afectar a su sistema inmunológico. Una actitud mental positiva es importante para fortalecer el sistema inmunológico.

* Investigaciones han revelado que la hormona dehydroepiandrosterone (DHEA) puede mejorar el funcionamiento del sistema inmunológico.

¡EL MARAVILLOSO HÍGADO!

Hablemos del órgano (glándula) más grande del cuerpo...

El hígado pesa alrededor de un kilo y medio (2.2 libras), y se encuentra situado debajo del pulmón derecho. El hígado es una glándula, no es un órgano.

Es la glándula más grande que tenemos en nuestro fantástico y bendecido Templo. El hígado realiza muchas actividades en nuestro cuerpo tales como filtrar y purificar la sangre, es decir, hace que ésta pierda elementos nocivos que luego se transforman en colesterol. Produce y segrega la bilis. Metaboliza todas las proteínas y los carbohidratos, los lípidos, los minerales y las vitaminas.

El hígado es un excelente almacén de azúcares que llegan a él por medio de la digestión en forma de glucógeno, que luego el organismo se encarga de consumir, según sus necesidades. El hígado es el depurador del cuerpo, que además desintoxica las células, siendo éstas sólo 2 de las 500 funciones que realiza dentro del organismo humano. Esta glándula es fantástica.

Como vemos, el hígado es un órgano que requiere de tratamiento especial. Toda medida que se tome para evitar su disfunción es insuficiente, tomando en cuenta que nos sirve para toda la vida. Las enfermedades hepáticas en el ser humano son las que tienen peor solución y suelen dejar consecuencias duraderas.

Una de las peores enfermedades que ataca al hígado es la cirrosis hepática y se debe al excesivo consumo de alcohol. Esto llega a producir graves trastornos en el proceso digestivo y daña las paredes del estómago, donde se producen las conocidas úlceras.

Alimentos y frutos buenos para el hígado:

Jengibre
Toronja
Ajo
Betabel (remolacha)
Zanahorias
Espinacas
Aguacate
Manzanas
Brócoli
Limón
Nueces
Repollo
Alcachofas
Espárragos
Rábanos
Berenjenas
Cúrcuma
Lecitina
Aceite de oliva

Hierbas y plantas curativas que benefician al hígado:

Boldo
Albahaca
Sily Marin
Diente de León
Cola de Caballo
Tomillo
Orégano
Té Verde
Llantén

Ginkgo biloba
Jengibre (ginger)

* El milk thistle (cardo mariano) purifica el hígado y la sangre. El hígado es el órgano de la desintoxicación y debe funcionar de manera óptima.

* La echinacea fortalece el sistema inmunológico y mejora la función linfática.

* El ginkgo biloba es beneficioso para las células del cerebro, ayuda a la circulación y es un poderoso antioxidante.

* El goldenseal fortalece el sistema inmunológico, purifica el organismo y tiene propiedades antibacterianas.

* St. Johnswort (hierba de San Juan) es un purificador natural de la sangre y combate virus como el HIV y el virus de Epstein-Barr.

* Revise los factores que pueden constituir una amenaza para su sistema inmunológico y tome medidas para corregirlos. Dos de los principales supresores de la función inmunológica son el estrés y una dieta inadecuada, especialmente una dieta alta en grasa y en alimentos procesados y refinados. ¡Evítelos, por favor!

* Proporciónele a su sistema inmunológico cantidades apropiadas de nutrientes para promover su correcto funcionamiento. Entre los más importantes están:

  • Vitamina A. Es la vitamina de las antiinfecciones. Cuando se utiliza bien y en dosis moderadas, esta vitamina raras veces es tóxica y es muy importante para el sistema defensivo del organismo.

  • Vitamina C. Es probablemente la vitamina más importante para el sistema inmunológico. Es esencial para la formación de hormonas adrenales y la producción de linfocitos. También tiene efectos directos sobre las bacterias y los virus. La vitamina C se debe tomar con bioflavonoides, sustancias vegetales naturales que aumentan la absorción de la vitamina C y refuerzan su acción.

- Vitamina E. Es un antioxidante fundamental y neutralizador de los nocivos radicales libres que interactúa con el mineral selenio y con las vitaminas A y C. La actividad de la vitamina E forma parte integral del sistema defensivo del organismo.

- El zinc (cinc) intensifica la respuesta inmunológica y promueve la curación de las heridas cuando se utiliza en dosis adecuadas (100 miligramos o menos al día). También sirve para proteger el hígado. Dosis diarias superiores a 100 miligramos.

QUÉ ES LA DEPRESIÓN

La depresión es una enfermedad del sistema nervioso, la cual normalmente implica que estamos mal en nuestras emociones. Claro, es muy importante lo físico y la nutrición, así como un buen balance químico del cerebro.

Las personas que se deprimen suelen aislarse y a no preocuparse por su persona, duermen mucho, o algunas padecen de insomnio. Tienen muchos trastornos físicos, dolores, lloran, en fin, tienen muchos cambios.

Algunos suben de peso, otros se vuelven agresivos, sienten tristeza. Esta enfermedad conlleva a otras como la bipolaridad, la cual se conoce como 'maníaco depresivo', entre otras más.

Pueden ser muchas las razones por las que una persona cae o está en depresión y en mi experiencia de terapeuta, la mayoría de las veces son deficiencias nutricionales las que provocan estos males, algún evento traumático en su vida, como también la falta de ejercicio.

Sin embargo, ¡fuera la depresión, olvídese de ella!, nutra su cuerpo, cambie sus hábitos de alimentación, practique el ejercicio y medite en la oración porque la parte espiritual es muy importante en la mayoría de las personas para mantener un equilibrio perfecto en su vida.

Hay productos naturales maravillosos que contienen los nutrientes que necesita su organismo para combatir todo eso.

EL SISTEMA NERVIOSO

Es muy importante que el sistema nervioso esté nutrido pero con productos naturales, lo que nos da la vida para alimentarnos, sí, porque hoy en día todo está fabricado o prefabricado, no contiene los nutrientes que necesita el sistema nervioso y el ajetreo que llevamos, el corre de aquí para acá y de allá para otros lados. No tenemos tiempo de disfrutar una comida saludable, pasamos por 'comida rápida' que contiene muchas grasas saturadas y dañinas para nuestro cuerpo y las vamos comiendo en el auto.

Por si fuera poco, tenemos el estrés, la falta de sueño, los impulsos de ira, inestabilidad, irritabilidad, y todo eso es por falta de noradrenalina que es una hormona que actúa como neurotransmisora en las funciones fisiológicas y homoestáticas. Los neurotransmisores conducen las funciones del cerebro y el cuerpo. Sea positivo, medite, practique, decrete y sane.

Nutrientes

Tirosina Ginasa (L-Tyrosina)
Cinc (Zinc)
Vitamina complejo B (Vitamin B complex)
Vitamina B 12 (Vitamin B 12)
Vitamina B 6 (Vitamin B 6)
Ácido fólico (Folic acid)
Colina e inositol (Choline)
Lecitina (Lecithin)
Multivitaminas y Minerales (Multivitamin & Mineral)
Calcio (Calcium)

Magnesio (Magnesium)
Cromo (Chromium)
Litio, sal anhidra de carbonato de magnesio (Lithium)
Vitamina C (Vitamin C)

ESTO ES MUY CIERTO...

Aunque quieran convencernos de lo contrario, ahora sabemos que la Naturaleza es la respuesta para todo...

Porque los seres humanos somos orgánicos, hechos del polvo. No, no somos químicos ni de otro material.

Así es, lo que la tierra y la Madre Naturaleza nos dan, es maravilloso y una bendición para nuestra nutrición y salud.

DI ¡NO! AL DOLOR DE CABEZA...

Con una buena nutrición

Muchas personas han tenido dolor de cabeza por lo menos alguna vez, porque son varias las causas que lo provocan; la tensión, el estrés o la ansiedad; constipación estomacal, alergias o sinusitis; golpes en la cabeza, presión, fatiga ocular, consumo de café, desbalance hormonal, mala nutrición, tabaquismo o medicamentos; reacción a algunos alimentos como el trigo, el chocolate, edulcorantes, comidas rápidas (chatarra), lácteos u otros con alto contenido de ácido cítrico.

De igual forma, los dolores de cabeza aparecen cuando ya se padece de enfermedades como anemia, alta presión arterial o azúcar en la sangre.

Nutrientes:

Magnesio (Magnesium)
Coenzimas Q10 (Coenzime Q10)
Sulfato de glucosamina (Glucosamine sulfate)
L-Tirosina (L-Tyrosine)
L-Glutamina (L-Glutamine)
Potasio (Potasium)
Aceite de onagra (Primrose oil)
Vitamina B 3 (Vitamin B 3)
Vitamina complejo B (Vitamin B complex)

- Además, tome tés de menta, romero, ginkgo biloba, jengibre, goldenseal (sello dorado), burdok (bardana) y fenogreco (fenogreek).

- Practique ejercicios de respiración, camine por lo menos 30 minutos diariamente.
- Mantenga una dieta rica en frutas, verduras, granos y fibras. Y piense siempre positivamente.

¡OLVÍDESE DEL DOLOR DE ESPALDA!

Alzar un objeto pesado intempestivamente, sin haberse preparado para hacerlo o hacerlo de forma inadecuada, puede provocar los molestos dolores de espalda que trastornan de inmediato nuestra labor cotidiana en el hogar, la oficina, el taller o el deporte. En ocasiones nos excedemos a la hora de ejercitarnos y por consecuencia tendremos dolor de espalda.

Cuando existe dolor de espalda las causas pueden ser muchas, desde una mala postura al sentarse o al acostarse, durmiendo de manera inadecuada. No es difícil que en la oficina veamos a alguna compañera de trabajo quejándose de dolor en su espalda y esté consciente que el uso de zapatos inadecuados se lo está provocando pero que, 'la buena presentación' dentro de la oficina, demanda que utilice esos tacones tan altos.

Un dolor de riñones puede confundirse con uno de espalda, comúnmente nos llevamos las manos a la altura de la cintura o más arriba y decimos: 'me duele la espalda'.

El envejecimiento natural del cuerpo, la ruptura de ligamentos, las tendonitis o inclusive los discos lumbares herniados, son causa de fuertes malestares.

En la mayoría de los dolores de espalda también intervienen factores sicológicos, como problemas emocionales profundos y/o dificultad para manejar el estrés. Otros factores que se relacionan con el dolor de espalda son mala postura, calzado inapropiado, hábitos inadecuados al caminar, levantar mal los objetos pesados, ejercicio físico excesivo, deficiencia de calcio, sentarse de manera desgarbada y dormir sobre un colchón demasiado blando.

Los problemas de los riñones, de la vejiga y de la próstata también pueden conducir a dolores de espalda, al igual

que el estreñimiento y los trastornos pélvicos de la mujer.
Entre los trastornos crónicos que pueden ocasionar dolor de
espalda están: artritis, reumatismo, enfermedad de los huesos
y curvatura anormal de la columna vertebral. Las fracturas no
suelen ser la causa del dolor de espalda, simplemente ácido
úrico acumulado en las articulaciones.

Nutrientes:

Calcio (Calcium)
Magnesio, vitamina D (Magnesium, vitamin D)
Multivitaminas y minerales (Multivitamines &
mineral complex)
Betacaroteno (Betacarotene)
Vitamina E (Vitamin E)
Ácido Sílico (Silica)
Vitamina B 12 (Vitamin B 12)
Cinc (Zinc)
Manganeso (Manganese)

★ Consuma suplementos de calcio, manganeso, cinc y
  vitamina D.
★ Los tés de hierbas de burdock (bardana), alfalfa, olmo
  americano, sauce blanco y cola de caballo.
★ Evite carnes de origen animal, sobre todo las rojas, el
  alcohol, los lácteos, la cafeína y las harinas blancas refinadas.
★ Practique el ejercicio.
★ Visite a su médico regularmente; consúltelo siempre
  antes de empezar una terapia o alternativa.
★ Tome baños de vapor o sauna, ambos son excelentes
  porque activan la circulación corporal. La aromaterapia
  es otra magnífica alternativa.

TENGA EN CUENTA CONSULTAR CON CUALQUIERA DE LOS SIGUIENTES PROFESIONALES

Quiroprácticos. Son quienes tienen licencia para manipular la columna vertebral y recomiendan cambios en la nutrición y en el estilo de vida. Para corregir el problema, los quiroprácticos manipulan a gran velocidad el cuello y la espalda.

Según un informe del U.S. Agency for Health Care Policy and Research publicado en 1994, la manipulación de la columna vertebral podría ser el tratamiento más eficaz para el dolor agudo de espalda. Como los quiroprácticos no son médicos, no están autorizados para recetar medicamentos ni para operar. Un buen quiropráctico recomienda un médico cuando el caso lo requiere.

Hay otros profesionales como; **Masajistas terapéuticos, Cirujanos ortopedistas, Osteópatas, Fisiatras y Fisioterapeutas.** Todos estos profesionales pueden ayudarle. Pero recuerde, más vale prevenir antes que lamentarlo.

Chromium picolinate

Es una terapia nutricional completa para personas diabéticas. El chromium picolinate o picolinato de cromo es un suplemento que puede ayudar a controlar la diabetes. Ésta es una mezcla de dos sustancias distintas: cromo y picolinato, un mineral que aumenta la eficacia de la insulina, la hormona que controla el nivel de azúcar de la sangre. El picolinato es un derivado de los aminoácidos que ayuda al organismo en la absorción del cromo.

La forma de las moléculas individuales de insulina es un factor importante en la eficacia de la hormona. Cuando las moléculas tienen la forma correcta, la insulina transporta eficazmente la glucosa al interior de las células, que es donde se necesita. Cuando no hay cromo, las moléculas de insulina se deforman y dejan de funcionar como medio de transporte de la glucosa. Sin un sistema eficaz de transporte, la glucosa se acumula en el torrente sanguíneo y se inicia una reacción en cadena que eventualmente conduce a la diabetes.

No obstante que los científicos saben que el cromo es un nutriente esencial, la mejor forma como suplemento fue cuando lo fusionaron con el picolinato. Pues cuando el cromo y el picolinato se unen, las células del organismo aceptan el cromo porque su carga repelente se extingue. En especial a los pacientes con diabetes tipo II el picolinato de cromo puede ayudarles a nivelar el azúcar en la sangre.

LA MANZANA: EXCELENTE DEFENSA CONTRA EL CÁNCER

No importa su color, si es verde, roja o amarilla, la manzana Fuji es ciertamente tan saludable como afirman. Esa manzana que usted lleva al trabajo cada día contiene nutrientes que son poderosos escudos contra el cáncer.

★ Quédese con la quercetina (antocianina). La mayor parte de la quercetina de una manzana está en la cáscara de la fruta, no en la pulpa. Así que lave bien la fruta para eliminar la suciedad y los pesticidas, pero consúmala con cáscara, no le quite la corteza ya que de ese modo conservará este importante fitoquímico muy nutriente que está en la cáscara.

La quercetina es un antioxidante que frena el crecimiento de las células tumorales. Las investigaciones indican que puede actuar contra el cáncer de pulmón, de mama, de hígado y de colon. Un estudio llevado a cabo en Hawaii comprobó que las personas que comieron más manzanas y cebollas, ambas ricas en quercetina, presentaron un riesgo menor de cáncer de pulmón. El conocido Estudio de Salud de Enfermeras que dio seguimiento a más de 77,000 mujeres, obtuvo resultados similares. Las mujeres que consumieron más frutas y verduras, sobre todo manzanas y peras, tuvieron un riesgo menor de desarrollar cáncer de pulmón. Pero recuerde, se debe comer la manzana entera.

★ Las cebollas rojas (o moradas) contienen mayor cantidad de quercetina. También, la quercetina se encuentra abundante en las cerezas (cherrys).

★ La cáscara de la manzana también contiene unos compuestos vegetales naturales llamados triterpenoides. Científicos de la Universidad de Cornell encontraron que, en pruebas de laboratorio, ciertos triterpenoides o matan o retardan el crecimiento de las células cancerosas. Si prefiere el jugo a la manzana entera, opte por la sidra, también llamada jugo de manzana turbio o sin filtrar, que está hecha de manzanas enteras ralladas, incluida la cáscara.

★ Persiga la pectina. La pectina, una fibra soluble de la manzana, los cítricos y muchas otras frutas y verduras, es otro ingrediente anticáncer en esta sabrosa fruta. Tal vez usted la conozca como el gelificante que se utiliza en las mermeladas y el yogur. Un estudio de laboratorio de la Universidad de Georgia (UGA) encontró que agregar pectina a un grupo de células cancerosas de la próstata causó la muerte de hasta el 40% de dichas células, sin afectar a las células sanas normales.

"No fue sino hasta que comenzamos a trabajar en estos estudios que finalmente llegamos a entender lo inmensamente importante que es consumir abundantes frutas y verduras", dice Debra Mohnen, investigadora del Centro de Cáncer de la UGA. "Con sólo aumentar la ingesta de frutas y verduras se obtiene grandes cantidades de pectina y, al mismo tiempo, de otros fitoquímicos beneficiosos para la salud.

LA 'SÚPER FRUTA' QUE MANTIENE SANO AL CORAZÓN

Las manzanas contienen un dúo dinámico de nutrientes que le ayudarán a ganarle la guerra al colesterol alto y las enfermedades cardiacas.

* Favorezca los flavonoides. Estos súper nutrientes ayudan al corazón a reducir la inflamación y al evitar que las plaquetas sanguíneas se adhieran entre sí. De hecho, los flavonoides en la manzana (y en las demás frutas, verduras, frutos secos, hierbas y vino tinto) actúan como antioxidantes. Eso es bueno para el corazón ya que detienen la oxidación del colesterol "malo" (LDL), protegiéndolo contra el endurecimiento de las arterias.

  Investigadores pusieron esta teoría a prueba, para lo cual analizaron el conocido Estudio de Salud de Mujeres realizado en Iowa. En dicho estudio se observó durante 16 años a más de 34,000 mujeres mayores, anotando lo que consumían y las enfermedades que desarrollaban o de las cuales morían. La probabilidad de morir de un mal cardiaco durante el estudio fue menor en las mujeres que consumieron más alimentos ricos en flavonoides, como la manzana, la pera y el vino tinto.

* Pierda con pectina. Lo dicen los anuncios de avena. La fibra soluble, como la pectina y la cáscara de psyllium (psilio), ayuda a bajar el colesterol. Esta fibra absorbe el

agua en el intestino y forma un gel o masa pegajosa que reduce la velocidad de la digestión. La digestión más lenta de almidones y azúcares significa, con el tiempo, menores niveles de colesterol.

NO CONSUMA COMIDAS RÁPIDAS NI 'CHATARRA'

Por años nos han dicho que América es el país de la abundancia y, mientras tengamos de sobra qué comer, ¡de qué preocuparnos!… Pero, por lo general, la mayor parte de esas comidas son de mala calidad y carentes de minerales coloidales; y eso es porque nuestros suelos están cada vez más agotados.

Después de la Segunda Guerra Mundial, las prácticas agrarias cambiaron radicalmente. Los fabricantes de sustancias químicas bélicas necesitaban nuevos mercados para sus productos. Estas sustancias químicas se convirtieron en materia prima para producir fertilizantes. Para 1967, el 97% de todos los cultivos se trataban con fertilizantes químicos que usaban nitrógeno basado en sal, fósforo y potasio.

Mientras este método de agricultura resultaba en cultivos de forma y color perfectos, también creaba plantas débiles. Y al igual que animales débiles apresados por lobos y otros predadores, estas plantas son presa de plagas, creando así la necesidad de más pesticidas.

A principio de 1990, los investigadores se propusieron determinar si estos pesticidas penetraban la piel de la fruta y los vegetales, de modo que los pelaban para analizarlos. Y hallaron que estas sustancias químicas también están presentes en la carne de las frutas y vegetales; por tanto, no sólo estamos ingiriendo alimentos de mala calidad, sino que también están empapados de pesticidas.

Pero no sólo se trata de nuestra fruta y vegetales; los animales que comemos están contaminados con los mismos pesticidas y herbicidas (por su pasto), al igual que con hormonas de crecimiento y antibióticos.

¡Y no se puede recurrir al 'pollo de mar'! (un pez llamado escuatina en Argentina). Según un estudio de dos sicólogos de la Universidad Estatal de Wayne en Detroit, las mujeres embarazadas que consumieron pescado de los Grandes Lagos (los que se sabe que contienen altos niveles de PCB) traspasaron estas sustancias químicas a sus bebés no nacidos.

Los investigadores descubrieron que los niños que habían estado expuestos en el útero a los mayores niveles de PCB de pescado contaminado, tuvieron resultados más bajos de Q.I. que sus amiguitos a la edad de 4 años. Examinaron de nuevo a los niños a la edad de 11 años y encontraron que los resultados del Q.I. eran, de hecho, 6,2 puntos más bajos que los de niños menos expuestos.

Consuma pescados de río

Entonces, tratemos de comer lo más saludable posible. Cree sus propias hortalizas caseras; tome agua alcalina o destilada y tendrá una mejor calidad de vida y buena salud para usted y los suyos.

Contra las toxinas asesinas

Las toxinas son un hecho lamentable pero muy real de la vida moderna. Estudio tras estudio de orina y sangre muestran que la mayoría de las personas están repletas de toxinas. Incluso toxinas como el DDT, que no ha sido usado en más de 30 años, aparecen regularmente en pruebas de orina. Está claro que vivimos en un mundo tóxico. Por lo tanto es urgente que usted haga todo lo mejor que pueda para eliminar de su cuerpo toxinas asesinas, comiendo alimentos orgánicos y bebiendo agua filtrada y purificada o alcalina cuando le sea posible, ya que los pesticidas cargados de sustancias químicas también pueden contaminar el agua freática o de pozo.

Un producto orgánico se cultiva, se almacena y se procesa sin recurrir a fertilizantes sintéticos, pesticidas u otras sustancias químicas dañinas. Los agricultores orgánicos no sólo deben adherirse a una normativa rígida, sino que también deben sujetarse a inspecciones regulares para asegurar que se cumpla esta normativa; incluyendo no usar hormonas en animales ni en semillas, y tampoco cepas de ingeniería genética.

Al permitir que el enfoque de su dieta se centre en saludables alimentos orgánicos integrales; ensaladas, vegetales al vapor, granos integrales, caraotas y mucha fibra, usted puede ayudar a que su cuerpo transporte las toxinas más eficientemente. Cuando opte por la proteína animal, coma huevos de granja y aves de corral; de gallina, gallo o pavo y sin piel. Carne vacuna de animales alimentados con pasto. Salmón silvestre y otros pescados.

¡DIGA NO A LAS DROGAS, AL TABACO Y AL ALCOHOL!

Al mencionar 'tomar', hablemos un momento del alcohol. Estudios recientes sugieren que la ingesta de bebidas alcohólicas, aun en cantidades moderadas, puede incrementar el riesgo de cáncer de mama.

Un estudio de la Escuela de Harvard para la Salud Pública halló que mujeres entre 34 y 59 años que habían tomado de 3 a 9 tragos a la semana, corrían 1,3 veces más el riesgo de cáncer de mama; y mujeres que consumían más de 9 tragos a la semana eran 1,6 veces más propensas a contraer la enfermedad.

Permanezca libre de cáncer

Y ya que hablamos del tema del cáncer de mama, investigadores de la Escuela de Medicina y de la Escuela de Salud Pública de Harvard han encontrado una correlación directa entre el ejercicio frecuente que va de moderado a vigoroso y un riesgo reducido de cáncer de mama. Tras de analizar los datos de 166.388 mujeres, los investigadores descubrieron que aquellas que se dedicaban a una actividad de moderada a vigorosa durante 7 o más horas semanales, tenían una reducción de casi 20% en el riesgo de cáncer de mama comparadas con las que hacían ejercicio con el mismo nivel de actividad por menos de una hora semanal. Los estudios han mostrado también que el ejercicio puede reducir su riesgo a desarrollar otros tipos de cáncer, incluyendo el colorrectal (de colon).

¿POR QUÉ DEBEMOS COMER FRUTAS, VERDURAS Y OTROS EXTRAORDINARIOS NUTRIENTES QUE SON ANTICANCEROSOS EN NUESTRO CUERPO?

La Linaza

La linaza contiene lignanos que tienen un efecto antioxidante y bloqueador de agentes cancerígenos. La linaza, además, es rica en ácidos grasos omega 3, que protegen contra el cáncer de colon y enfermedades cardiacas, entre muchas otras.

Los Higos

Aunque en estricto rigor no es una fruta sino una infrutescencia, los higos contienen un derivado del benzaldehído que es altamente eficaz en la reducción de tumores.

Cítricos

Pomelos (toronjas), naranjas y otros cítricos, contienen monoterpenos, este compuesto ayuda a que el cuerpo pueda expulsar los agentes cancerígenos de su interior.

El Ajo

El ajo tiene el mejor de los compuestos llamado 'alliuminmune' (sultides dialyl) que aumenta la actividad de las células inmunes que combaten el cáncer. Estas sustancias también ayudan a bloquear el crecimiento de las células cancerígenas y es un excelente antibiótico para todo su cuerpo. Consúmalo en todas su comidas, ¡es único!

Uvas Rojas

Las uvas rojas contienen bioflavonoides, poderoso antioxidante que actúa en forma preventiva. Además, son ricas en 'resveratrol' y 'elágico' que inhibe las enzimas que estimulan el crecimiento de las células cancerosas.

Kale ha índoles

Es un compuesto de nitrógeno que ayuda a detener la conversión de ciertas lesiones cancerosas en los tejidos sensibles al estrógeno. Además posee isotiocianatos fitoquímicos que se encuentran en la col rizada. Suprimen el crecimiento tumoral y bloquean ciertas sustancias presentes en los objetos que son cancerígenos.

Setas u Hongos

Hay una serie de hongos que ayudan al cuerpo a combatir el cáncer y a fortalecer el sistema inmunológico, éstos son: shiitake, maitake, reishi, agaricus blazei murill y coriolus versicolor. Las setas contienen polisacáridos, especialmente lentinaa, potente compuesto que ayuda en la construcción de la inmunidad. Además son una rica fuente de betaglucano. También poseen tioprolina y una proteína llamada lectina, ésta última ataca a las células cancerosas evitando que se multipliquen.

Frutos Secos

Los frutos secos contienen un antioxidante llamado quercetina y campferol que inhibe el crecimiento de las células cancerígenas. La nuez de Brasil contiene 80 microgramos de selenio, lo cual es importante para las personas con cáncer de próstata.

El Vino Tinto

Bien, el vino tinto posee polifenoles que pueden proteger contra varios tipos de cáncer, incluso el vino tinto sin alcohol. Los polifenoles son poderosos antioxidantes, compuestos que ayudan a neutralizar la enfermedad que causan los radicales libres.

Este vino tinto sin alcohol es tan bueno, que deberíamos tomar una copita al día para prevenir ataques cardiacos o infartos.

Romero

El romero es un excelente condimento y su valor primordial es que ayuda a aumentar la actividad de las enzimas desintoxicantes del cuerpo. Se ha probado que el carnosol, compuesto del romero, ayuda a inhibir el cáncer de piel y cáncer de mama.

Además, como tónico (o infusión) frotado en el cuero cabelludo, estimula el folículo capilar y produce buen crecimiento de cabello y saludable.

Los Aguacates (avocados)

Los aguacates o paltas son ricos en glutatión, que es un poderoso antioxidante que ataca a los radicales libres en el cuerpo mediante el bloqueo de la absorción intestinal de ciertas grasas.

Las Coles

El brócoli, el repollo y la coliflor, poseen un compuesto químico llamado indol-3-cardinol que puede combatir el cáncer de mama. Las coles tienen un sulforafano fitoquímico (producto de glucorafanina) que ayuda en la prevención de algunos tipos de cáncer: como el de colon y recto. Las de color morado tienen altos niveles de nutrientes.

Pimientos

Los pimientos, chiles (chili) y los jalapeños, contienen una sustancia química llamada capsaicina que neutraliza otras sustancias químicas que causan el cáncer (nitrosaminas), ayudando a prevenir cánceres como el del estómago.

¡NO SUFRA MÁS DE ESTRÉS!

El término 'estrés' se refiere a cualquier reacción ante un estímulo físico, mental o emocional que altere el equilibrio natural del organismo. El estrés es un aspecto inevitable de la vida y puede originarse tanto en factores físicos como en factores sicológicos. Fuentes obvias de estrés para la mayoría de la gente son las presiones laborales y los plazos de entrega, los problemas con los seres queridos, el pago de las cuentas y la preparación de las vacaciones.

Entre las fuentes menos obvias de estrés están el ruido, el tránsito vehicular, el dolor, las temperaturas extremas e, incluso, acontecimientos tan gratos como un cambio de trabajo o el nacimiento o la adopción de un hijo. Entre los factores físicos que suelen estresar al organismo se cuentan el exceso de trabajo, la falta de sueño, las enfermedades físicas, el abuso del alcohol y el tabaquismo. Así como por estar atravesando un divorcio, o por temor a la pérdida de algún ser querido, etcétera. Algunas personas crean su propio estrés: tengan o no razones objetivas para angustiarse, esas personas encuentran fácilmente motivos de preocupación.

Mientras que algunas personas manejan bien el estrés, a otras afecta de una manera muy negativa. El estrés puede ocasionar fatiga, dolor de cabeza crónico, irritabilidad, cambios en el apetito, pérdida de la memoria, baja autoestima, aislamiento, rechinamiento de los dientes (bruxismo), frío en las manos, presión arterial alta, respiración superficial, tics nerviosos, disminución del impulso sexual, insomnio u otros cambios en los patrones de sueño, y/o alteraciones gastrointestinales.

El estrés es un excelente caldo de cultivo para las enfermedades. Investigadores calculan que el estrés contribuye hasta en 80% a todas las enfermedades, entre ellas enfermedades cardiovasculares, cáncer, alteraciones endocrinas y metabólicas, problemas cutáneos y trastornos infecciosos de todo tipo. Muchos siquiatras piensan que la mayoría de los problemas de espalda —una de las dolencias más comunes en Estados Unidos— se relacionan con el estrés. Además, el estrés es uno de los precursores más frecuentes de problemas sicológicos, entre ellos ansiedad y depresión.

Si bien el estrés se suele considerar un problema mental o sicológico, produce efectos físicos reales. El organismo reacciona ante el estrés con una serie de cambios fisiológicos, como aumento de la secreción de adrenalina, elevación de la presión arterial, aceleración de la frecuencia cardiaca y mayor tensión muscular. La digestión se vuelve lenta o se detiene, los depósitos de grasas y azúcares liberan esas sustancias en el organismo, el nivel del colesterol se eleva y la composición de la sangre cambia ligeramente y se vuelve más propensa a coagularse.

Prácticamente todos los órganos y todas las funciones del organismo reaccionan ante el estrés. La glándula pituitaria aumenta su producción de ACTH (adrenocorticotropic hormone), lo que a su vez estimula la liberación de las hormonas cortisone y cortisol. Esto inhibe la actividad de los glóbulos blancos de la sangre, los cuales combaten las enfermedades, y suprime la respuesta inmunológica. Este conjunto de cambios físicos, llamado 'respuesta de lucha o huida', prepara al individuo para afrontar un peligro inminente. Aunque nuestra integridad física no corre peligro la mayoría de las veces que experimentamos estrés, nuestro organismo responde como si estuviera en una situación de peligro real.

El aumento de la producción de hormonas adrenales es la causa de la mayor parte de los síntomas relacionados con el estrés. También es la razón por la cual el estrés puede conducir a deficiencias nutricionales. El aumento de adrenalina acelera el metabolismo de las proteínas, las grasas y los carbohidratos a fin que el organismo disponga rápidamente de energía. Esa reacción lleva al organismo a excretar aminoácidos, potasio y fósforo; a agotar el magnesio almacenado en el tejido muscular, y a almacenar menos calcio. Como si esto fuera poco, el organismo no absorbe bien los nutrientes cuando está sometido a estrés. El resultado es que, especialmente cuando se sufre de estrés durante periodos prolongados o de manera recurrente, el organismo no sólo pierde muchos nutrientes, sino también la capacidad de reponerlos adecuadamente.

Muchos de los problemas de salud relacionados con el estrés se originan en deficiencias nutricionales, en particular de las vitaminas del complejo B (que revisten suma importancia para el correcto funcionamiento del sistema nervioso) y de algunos electrólitos que se pierden a causa de la reacción de estrés del organismo. El estrés también propicia el desarrollo de radicales libres que se pueden oxidar y afectar a los tejidos del organismo, en particular a las membranas celulares.

Mucha gente les atribuye a los 'nervios' sus síntomas de estrés y, de hecho, el estrés suele afectar primero que todo y especialmente a través de los órganos de la digestión a las partes del organismo que se relacionan con el sistema nervioso. Entre las alteraciones digestivas relacionadas con el estrés están la activación de las úlceras y la exacerbación del síndrome de intestino irritable. Cuando el estrés que produce este tipo de síntomas no se maneja adecuadamente, se pueden desarrollar enfermedades mucho más graves.

El estrés puede ser agudo o prolongado. El estrés que dura mucho tiempo es particularmente peligroso pues desgasta poco a poco al organismo. Por sus efectos en la respuesta inmunológica, el estrés aumenta la susceptibilidad a las enfermedades y retarda la curación.

Nutrientes:

Vitamina complejo B (Vitamin B complex)
Vitamina C con bioflavonoides (Vitamin C with bioflavonoids)

FIBROMAS UTERINOS

Los fibromas uterinos son crecimientos benignos que se desarrollan tanto en la pared muscular del útero como en el exterior de ese órgano. Los fibromas no sólo afectan al útero sino, en algunos casos, también al cuello del útero. El término 'fibroide' es engañoso porque las células tumorales no son fibrosas. Son células musculares anormales.

Se calcula que entre el 20 y el 30 % de todas las mujeres desarrollan tumores fibroides. Por razones que aún no se comprenden, esos tumores tienden a formarse a finales de la tercera década de la vida o a comienzos de la cuarta, y usualmente se encogen después de la menopausia. Aunque esto lleva a pensar que el estrógeno interviene en este proceso, se debe tener en cuenta que todas las mujeres producen estrógeno pero no todas desarrollan tumores fibroides. Al parecer, los tumores fibroides se relacionan con la genética pues hay familias en las cuales son más frecuentes.

La mayoría de las mujeres que tienen tumores fibroides sólo se enteran de su presencia mediante exámenes pélvicos de rutina. Aproximadamente en la mitad de los casos los tumores fibroides no producen síntomas de ninguna clase. No obstante, en otros casos esos crecimientos ocasionan periodos menstruales anormalmente abundantes y frecuentes, o incluso producen infertilidad. Otros indicios de la presencia de tumores fibroides son anemia, sangrado entre periodos menstruales, fatiga y debilidad por la pérdida de sangre, aumento del flujo vaginal, y contacto sexual doloroso o posterior sangrado. Dependiendo de su localización, los fibromas pueden producir dolor, ejercer presión sobre el intestino o la vejiga, o incluso obstruir la uretra, lo que produce obstrucción de los riñones.

Tés recomendados para ayudar en el padecimiento de fibromas uterinos: Zarzaparrilla, black cohosh, damiana, tila, angélica, pau d'arco; y comer camote silvestre. Así como el uso de L-Lysine.

Sugerencias:

- Si usted experimenta síntomas desagradables como los que acabamos de mencionar, o si el sangrado menstrual es tan abundante que debe cambiarse de toalla higiénica o de tampón más de una vez por hora, consulte con su médico.
- Si se descubre que usted tiene fibromas en el útero, evite los anticonceptivos que tienen una alta concentración de estrógeno. Las píldoras anticonceptivas ricas en estrógeno estimulan el desarrollo de tumores fibroides.

Tome en cuenta que:

- Los fibromas uterinos casi nunca son malignos, por lo que no suele ser necesario tratarlos mientras su tamaño sea relativamente pequeño y no produzcan síntomas molestos.
- Es probable que las mujeres que tienen tumores fibroides también presenten niveles más altos de la hormona del crecimiento humano que las demás mujeres.
- Los tumores fibroides del útero son cinco veces más frecuentes entre las mujeres de ascendencia africana que entre las de ascendencia caucásica.
- La probabilidad de desarrollar tumores fibroides disminuye cuando se dejan de utilizar anticonceptivos orales.

FIBROMIALGIA

La fibromialgia es una enfermedad reumática que se caracteriza por dolor muscular crónico sin una causa física clara. Suele afectar a la parte baja de la espalda, el cuello, los hombros, la parte posterior de la cabeza, la parte superior del pecho y/o los muslos, aunque puede afectar a cualquier parte del cuerpo. Las personas que sufren fibromialgia dicen que sienten un dolor palpitante, quemante, punzante. El dolor y la rigidez son más pronunciados en horas de la mañana, y pueden ir acompañados de dolor de cabeza crónico, sensaciones extrañas en la piel, insomnio, síndrome de intestino irritable y TMJ (temporomandibular joint syndrome, o síndrome de la articulación temporomandibular). Los pacientes pueden experimentar otros síntomas, como síndrome premenstrual, periodos menstruales dolorosos, ansiedad, palpitaciones, alteración de la memoria, vejiga irritable, sensibilidad cutánea, sequedad de los ojos y la boca, necesidad frecuente de cambiar la fórmula de sus lentes, vahídos y deterioro de la coordinación. Actividades como levantar objetos y subir escaleras se vuelven difíciles y dolorosas. La depresión suele formar parte del cuadro. Sin embargo, el rasgo más característico de la fibromialgia es la presencia de 'puntos especialmente sensibles al tacto'. Se trata de nueve pares de puntos específicos donde los músculos presentan una sensibilidad anormal al tacto.

- La vértebra inferior del cuello.
- La inserción de la segunda costilla.
- La parte superior del fémur.
- El centro de la articulación de la rodilla.
- Los músculos conectados a la base del cráneo.

- Los músculos del cuello y de la parte superior de la espalda.
- Los músculos del centro de la espalda.
- Los lados del codo.
- Los músculos superiores y exteriores de los glúteos.

Gran mayoría de las personas que sufren de fibromialgia también tienen un problema de sueño conocido como alpha-EEG anomaly, que consiste en que los periodos de sueño profundo son interrumpidos por lapsos de actividad cerebral similar a la de las horas de vigilia, lo que significa que la persona duerme mal. Algunos pacientes de fibromialgia sufren de otros trastornos del sueño, como apnea del sueño, movimientos involuntarios de las piernas, bruxismo y mioclonía del sueño (contracciones abruptas y rápidas de un músculo o grupo muscular durante el sueño o cuando la persona se está quedando dormida). Por tanto, no debe sorprender que tantas dificultades para dormir hagan que la gente que sufre de fibromialgia también padezca de fatiga crónica, que puede ser desde leve hasta aguda, que provoque incapacidad.

Este problema de salud es mucho más común en las mujeres que en los hombres, y suele comenzar al principio de la edad adulta. En la mayor parte de los casos, los síntomas se presentan poco a poco y su intensidad va aumentando lentamente. Diversos factores pueden precipitar o empeorar los síntomas, como ejercicio vigoroso o falta de ejercicio, estrés, ansiedad, depresión, falta de sueño, trauma, temperaturas extremas y/o humedad, y enfermedades infecciosas. En la mayoría de los casos, los síntomas son tan severos que interfieren las actividades cotidianas. La fibromialgia incapacita a un número significativo de pacientes. La evolución de la enfermedad es impredecible. Mientras que algunas personas se mejoran sin ayuda, otras sufren crónicamente de la enfermedad o presentan ciclos alternativos de exacerbación (aumento en la gravedad de un síntoma) y remisión de los síntomas.

La causa o las causas de la fibromialgia se desconocen. Hay motivos para creer que el sistema inmunológico influye en esta enfermedad, pues entre estos pacientes se encuentran a menudo anomalías inmunológicas. Sin embargo, su relación con esta enfermedad no se ha llegado a comprender a cabalidad. Una alteración de la química cerebral también podría incidir; mucha gente que desarrolla fibromialgia tiene antecedentes de depresión clínica. Otras posibles causas pueden ser la infección por el virus de Epstein-Barr (EBV), infección por el virus que produce mononucleosis infecciosa o infección por el hongo *Candida albicans.* El envenenamiento crónico con mercurio por las amalgamas dentales, la anemia, los parásitos, la hipoglicemia y el hipotiroidismo también podrían relacionarse con la causa de la fibromialgia. Expertos en el tema consideran que esta enfermedad se relaciona con el síndrome de fatiga crónica, trastorno que produce síntomas similares a los de la fibromialgia, salvo que en esta enfermedad el dolor muscular prevalece sobre la fatiga, mientras que en el síndrome de fatiga crónica la fatiga prevalece sobre el dolor muscular.

Debido a que las personas que sufren de fibromialgia presentan con frecuencia problemas de absorción de los nutrientes, sus requerimientos de todos los suplementos nutricionales son superiores a lo normal. Es preferible tomar las vitaminas y los suplementos en forma sublingual, pues se absorben mejor que en tableta o en cápsula. De igual manera, la Homeopatía es excelente.

Nutrientes:

Enzimas digestivas
Acidófilos

Lecitina

Omega 3-6-9

Magnesio

Manganeso

Potasio

Selenio

Cinc

Coenzima Q10

Vitamina A

Vitamina E

Vitamina complejo B

Vitamina B 12

Vitamina K

Ajo

L-Tirosina

Melatonina

Glucosamina con Chroditin (Condroitina) y SMS

Es bueno tomar suplementos homeopáticos, porque también son confiables.

Hierbas de:

Black walnut

Raíz de regaliz

Hierba de San Juan

Burdok (bardana)

Milk thistle (cardo mariano)

Goldenseal (sello dorado)

Echinacea (equinacea)

Fenogreco

Tripas de Judas

Palo Brasil

Palo azul

Pau D'arco (palo de arco)

Red clover (trébol rojo)

Tomillo

Jengibre

Valeriana

Sauce blanco

Hierba del sapo

Cúrcuma

Ajo

Cebolla

LE INVITAMOS, LE ANIMAMOS...

¡A Balancear su Vida!

- Llevar una dieta bien balanceada que conste de alimentos crudos y jugos frescos en un 50%. La dieta debe consistir más que todo en vegetales, frutas, granos enteros especialmente mijo y arroz integral, nueces crudas y semillas, pavo o pollo sin piel, y pescado de río. Estos alimentos de alta calidad suministran nutrientes que renuevan la energía y fortalece el sistema inmunológico.

- Consuma proteínas y carbohidratos, necesarios para el correcto funcionamiento de los músculos. Cuando el organismo no cuenta con suficiente combustible para producir energía, les roba a los músculos los nutrientes esenciales, lo que se traduce en dolor y en pérdida de masa muscular.

- Tome abundantes líquidos para eliminar del organismo las toxinas. Las mejores opciones son agua destilada o alcalinizada y tés de hierbas. Los jugos frescos de vegetales aportan vitaminas y minerales necesarios.

- Evite comer chiles verdes (green peppers), berenjena, papa blanca y tomate rojo (tomate). Los cítricos como la naranja, toronja, piña y fresa. Estos alimentos contienen solanina, que interfiere la actividad de las enzimas en los músculos y puede ocasionar dolor y malestar, solamente las personas con artritis o acido úrico.

- Coma suficientes cerezas que contienen todas las vitaminas, minerales y aminoácidos que su cuerpo necesita.
- No consuma carnes rojas, productos lácteos derivados de la vaca ni alimentos ricos en grasas saturadas. Las grasas saturadas elevan el colesterol y afectan la circulación. Además, promueven la reacción inflamatoria y aumentan el dolor. Evite también los alimentos fritos y procesados, los mariscos y los productos a base de harina blanca refinada, como pan, pasta, galletas, dulces, etcétera.
- Elimine de su dieta la cafeína, el alcohol y el azúcar. Consumir azúcar en cualquier forma, incluidas la fructuosa y la miel, propicia la fatiga, aumenta el dolor y altera el sueño. Si estos productos han formado siempre parte de su dieta, es posible que sus síntomas empeoren durante un lapso breve a causa de la 'abstención'; sin embargo, usted experimentará después una notable mejoría.
- Haga ejercicios con regularidad y con moderación. Caminar diario durante 30 minutos y hacer unos ejercicios de estiramiento le beneficiarán. Si usted ha llevado una vida sedentaria, empiece lentamente y no exagere, pues sus síntomas podrían empeorar. Tenga en cuenta que lo que usted necesita es un poco de ejercicio todos los días y no una rutina extenuante.
- Descanse lo suficiente.
- Dese un baño o una ducha con agua caliente. Bueno, una opción es alternar el agua fría y el agua caliente mientras se baña. Investigaciones recientes han demostrado que las duchas de agua fría ayudan a mitigar el dolor de la fibromialgia. También le sugerimos baños de vapor o sauna.

- Tome clorofila natural en jugo, espinacas, alga (Kelp), acelgas, espirulina, la alfalfa tiene un alto contenido de clorofila. Consuma suficiente fibra así como linaza.

Tenga en cuenta que:

- Las personas que sufren de dolor crónico, especialmente las que tienen fibromialgia y síndrome de fatiga crónica, tienden a presentar deficiencia de magnesio.
- Los analgésicos comunes no son eficaces para aliviar el dolor propio de la fibromialgia. Entre las cosas más beneficiosas para usted es cuidar de su dieta, hacer ejercicio y utilizar suplementos nutricionales.
- Otras enfermedades causan síntomas parecidos a los de la fibromialgia, entre las cuales están la anemia, depresión, hepatitis y la enfermedad de Lyme, que es una enfermedad bacteriana transmitida por insectos que pican. Cualquier persona que experimente dolores musculares y/o fatiga durante más de una o dos semanas debe consultar a su médico. Es probable que la causa sea una enfermedad que requiera tratamiento.
- Investigaciones recientes sugieren que la fibromialgia, en el síndrome de fatiga crónica y en el dolor asociado con estos problemas de salud podría existir sensibilidad a algunas sustancias químicas y/o a determinados alimentos. Esto no es de extrañar, pues durante los últimos 50 años los seres humanos hemos estado expuestos a más químicos que durante el resto de la historia de la Humanidad.
- Debido a que la mala absorción es frecuente entre los pacientes de fibromialgia, estas personas necesitan cantidades superiores a lo normal de todos los nutrientes. Además, es esencial hacer una dieta

adecuada. Se recomienda mantener limpio el colon para liberar el tracto gastrointestinal de mucosidad y desechos, lo que redunda en una mejor absorción de los nutrientes.

- Algunos médicos recetan dosis bajas de antidepresivos para tratar la fibromialgia. A pesar que esos medicamentos son beneficiosos en algunos casos, pueden producir diversos efectos secundarios, como somnolencia o adicción. Otros tratamientos médicos que ayudan a aliviar el dolor en algunos casos son los relajantes musculares y/o los anestésicos locales con diferente aplicación.

- La terapia física, las técnicas de relajación, el ejercicio, los masajes, la terapia a base de calor y la biorretroalimentación (una técnica que mide las funciones corporales) son provechosos para muchos pacientes de la fibromialgia. La terapia a base de masajes es particularmente beneficiosa para mejorar la función muscular y aliviar el dolor. Si a usted le diagnostican fibromialgia, busque un médico que tenga experiencia en el manejo y el tratamiento de esta enfermedad.

- Las alergias a los alimentos pueden exacerbar las molestias producidas por muchas enfermedades.

- Dígale adiós a sus dolores, viva una vida sana y verá la diferencia en su cuerpo.

¿POR QUÉ PREVENIR ANTES QUE LAMENTAR?

Estudios realizados recientemente, han comprobado que entre el 30 y el 40% de los cánceres son prevenibles.

Ese es el porqué de una buena nutrición, alimentos sanos y consciencia que es mejor prevenir antes que lamentar, y puede ser determinante en sus vidas.

Por ejemplo, si usted le da mantenimiento a su casa; la limpia, la ordena y la cuida, su casa va a estar bien, libre de virus, de bacterias, de suciedad. Yo le aseguro que esos inconvenientes no van a propagarse.

Bueno, de igual manera el cuerpo humano hay que limpiarlo, hay que mantenerlo, hay que cuidarlo y así estará libre de cánceres y enfermedades. ¿Cómo? ¡Con una buena nutrición!

Sin embargo, en los productos que usted vaya a consumir, es preciso que usted repase una y otra vez, que lea cuidadosamente el contenido de los nutrientes que son beneficiosos para nuestro organismo. Éstos son buenos preventivos naturales para que gocemos de buena salud.

Muchas investigaciones acerca del cáncer dicen que éste es genético y, por otro lado, dicen que en muchos casos éste es provocado por los malos hábitos de alimentación y las adicciones a sustancias tóxicas como son el tabaquismo, el alcoholismo, las drogas y muchas veces las emociones propias del individuo, que afectan gravemente el organismo. Pero sobre todo, una baja nutrición y el no consumir diariamente frutas, hierbas y verduras, puede afectar grandemente a nuestro perfecto templo que es el cuerpo. Esos tóxicos destruyen las células buenas y se enferman los sistemas.

1.- El sistema inmunológico debe estar nutrido con un buen suplemento vitamínico, así como comer frutas y verduras.

2.- Llevar una vida física, sicológica y espiritualmente balanceada.

3.- Amarse a sí mismo como a los demás, visitar al médico regularmente y hacerse un examen físico completo.

Recuerde: Los virus están a la orden del día. Mantenga un sistema inmunológico alto.

DIABÉTICOS, CALORÍAS Y AMARANTO

Estudios científicos consideran que la diabetes, al igual que otros males actuales, se debe en algunos casos al abuso en sus comidas. Los medicamentos a veces no bastan para obtener el objetivo deseado. A pesar que estos enfermos cuentan con la insulina y otros tratamientos orales, las medidas dietéticas son prioritarias.

Debemos tomar en cuenta que no sólo los pacientes diabéticos deben cuidar de su dieta diaria, todo ser humano debe estar consciente de la calidad alimenticia que recibe día a día. No importa la cantidad de alimentos que usted consuma, si éstos no están debidamente equilibrados de acuerdo con sus funciones físicas y mentales.

Por ejemplo, una persona adulta que desarrolle una actividad física moderada debe recibir 2.100 calorías diarias. Los más grandes esfuerzos físicos determinan un aumento calórico elevado.

El diabético decidido a llevar a cabo una dieta para mejorar su salud, tiene a menudo problemas con una tabla de composición de alimentos poco práctica o un régimen con demasiadas limitaciones. Es así que, el amaranto amplía el espectro alimenticio y además contribuye a mejorar el nivel nutricional.

Conviene entonces resaltar el aporte alimentario, desde el punto de vista nutritivo, del amaranto. Alto en fibra dietética se mezcla bien e incrementa la calidad nutricional. Alto en calcio y hierro, mejora los sistemas inmunológicos que contiene. Elevados niveles de almidón amilopectinado le dan una alta absorción de agua, y además es alto en lisina y metionina.

Además posee vitamina C y complejo B, y provee de alta viscosidad de gelatinización.

Estos alimentos marcan una nueva tendencia en la alimentación humana, no sólo a nivel local sino a nivel mundial. El éxito de este producto altamente nutritivo radica en la posibilidad de complementar la dieta con otros componentes, con el único fin de mejorar la nutrición humana e incluso prevenir enfermedades.

PROSTATITIS Y AGRANDAMIENTO BENIGNO DE LA PRÓSTATA

En los hombres y sin importar qué edades tengan, aparecen problemas de la próstata, que es la glándula más común a sufrir desórdenes. Dos de los más frecuentes son la Prostatitis y el Agrandamiento Prostático Benigno.

La prostatitis se presenta típicamente en hombres jóvenes. Los síntomas incluyen dolor al orinar, a veces, secreción de pus por el pene, dolor en la parte inferior de la espalda o el abdomen, que indica que la próstata está agrandada y dolorosa, puede ocasionar fiebre. La enfermedad es causada por una infección bacteriana.

Mientras que el Agrandamiento Prostático Benigno acurre al 75% de la población masculina de más de 70 años. La causa de esta enfermedad es el cambio en la cantidad de hormonas que sucede con la edad y que afecta el tejido prostático. Los síntomas son sencillos de detectar; mayor dificultad para orinar, necesidad de seguir orinando después de haber terminado, ardor causado por la infección de la orina retenida en la vejiga.

Es recomendable para quien esté padeciendo alguno de estos males, aumentar su consumo de líquidos en 2 o 3 litros diarios de agua purificada, destilada o alcalina de preferencia, pues esto le estimulará la fluidez urinaria y le prevendrá de la cistitis, o la infección a los riñones. Caminar o hacer ejercicios son de gran ayuda. Evite exponerse al clima muy frío, y no se exponga a pesticidas y la contaminación ambiental.

Hay productos naturales que ayudan y previenen las enfermedades prostáticas: Saw Palmetto, Licopeno, Uva Ursi, Ginseng, Uña de Gato, Cola de Caballo, Damiana, Pau D'arco, Cancerina y Salvia.

CÁLCULOS BILIARES Y RENALES

Los Cálculos Renales son cristales de sales que se forman en el tejido renal, pequeñas en tamaño que pueden crecer lo suficiente para ocupar el espacio de un riñón o ambos. Los cálculos más pequeños pasan desde el riñón por los conductos (uréteres) a la vejiga y son expulsados por la orina. Sin embargo, pueden llegar a tapar el flujo de la orina en cualquier lugar de las vías urinarias, causando generalmente una infección.

Para mitigar el dolor, tome el jugo de medio limón con 8 onzas de agua cada media hora. También es recomendable tomar jugo de cranberry. Para mantener el buen funcionamiento de los riñones, tome por lo menos 8 vasos de agua a diario, use agua destilada o alcalina para beber o para cocinar. Elimine el consumo de proteína animal y los productos lácteos. Evite el azúcar y los productos que lo contengan. No consuma alimentos irritantes, condimentos fuertes, té negro o café.

Los Cálculos Biliares son una mezcla de carbonato de calcio, colesterol y sales biliares. Éstos pueden variar en cantidad y en tamaño. Cuando las grasas de los alimentos entran al intestino delgado, la bilis concentrada en la vesícula biliar ingresa al duodeno por los conductos biliares. La bilis es necesaria para que las grasas puedan ser digeridas y absorbidas. Si hay cálculos en los conductos biliares, la vesícula se contrae dificultando así el paso de la bilis hacia el intestino delgado. Por lo regular es un dolor en el lado derecho del estómago, es el primer síntoma de los cálculos biliares, en especial si aparecen después de una comida a base de grasas, por ejemplo, huevos, cerdo o frituras, etcétera.

La existencia de cálculos biliares causa inflamación en la vesícula biliar, diarrea, dolor, náusea con vómito, agruras, indigestión, gases e intolerancia a las grasas.

Si tiene inflamación de la vesícula, evite comer alimentos sólidos durante unos días y tome agua purificada y jugos de manzana, cranberry, pera y remolacha por 3 días. Tome 3 cucharadas de aceite de oliva con el jugo de limón o toronja al acostarse y al levantarse.

Lleve una dieta del 75% de alimentos crudos. Evite el azúcar o productos que la contengan. No coma demasiado. El programa de limpieza del hígado y del colon es importante para mejorar la función de la vesícula. Frecuentemente las piedras son eliminadas por el excremento.

Plantas naturales que ayudan en las enfermedades de Cálculos Renales o Biliares: Cola de Caballo, Uva Ursi, Chancapiedra, Tlaxchiocle y Pelos de Elote (Corsill).

LIMPIE Y MANTENGA BIEN SU SISTEMA URINARIO

Controlando el flujo de la orina, el organismo mantiene el balance apropiado de agua en todo el cuerpo. El sistema urinario incluye órganos del cuerpo que producen y eliminan la orina (una combinación de agua y desperdicios que pasan por el organismo en forma de líquido).

Los principales órganos responsables por el control del balance de químicos y agua en la sangre, son los riñones. Su función primordial es la de filtrar desperdicios y asegurar la reabsorción de químicos esenciales en la sangre. En los riñones, los desperdicios se combinan con agua y sal formando así la orina.

El sistema urinario, como todos los órganos, está propenso a muchas enfermedades. Los cambios en la orina y en los hábitos urinarios pueden ser síntomas de enfermedades. Algunos incluyen cambios en la frecuencia de la orina, duración y control; cambios en la cantidad y el color; y dolor al orinar.

Por eso, entre las enfermedades de los riñones tenemos la Incontinencia, que es la pérdida del control voluntario de la vejiga. Esto ocurre frecuentemente en los niños y las personas mayores de edad. Las Piedras en los Riñones, que son depósitos de minerales o sustancias orgánicas que se forman en los riñones.

También está la Proteinuria, que es el exceso de proteínas en la orina. También está la Disfunción de los Riñones, causada por anormalidades que no permiten que los riñones funcionen, causando así desbalances químicos y obstrucciones en los riñones.

Algunos productos naturales ayudan a prevenir enfermedades en el sistema urinario, tales como: Uva Ursi, Chancapiedra, Tlaxchiocle y Cola de Caballo.

¿CÓMO FUNCIONA?...

El Sistema Inmunológico

Uno de los sistemas más complejos y fascinantes del cuerpo humano es el Inmunológico. Su función primordial es la de proteger al organismo de las infecciones. El cuerpo humano está rodeado y habitado por billones de micro-organismos, la mayoría de éstos inofensivos y hasta beneficiosos. Sin embargo, uno capaz de provocar daño puede invadir al organismo y crearle una infección.

Las enfermedades infecciosas son contagiosas, esto significa que pueden ser transmitidas de una persona a otra por el contacto de la piel, los alimentos, la bebida y hasta por partículas en el aire que contienen estos micro-organismos.

El cuerpo lucha contra las infecciones de tres maneras; impidiendo la entrada de organismos, atacando a los organismos que logran entrar, y desactivando a los que no puede destruir. El cuerpo también produce anticuerpos, sustancias protectoras, al verse invadido por organismos hostiles. Estos anticuerpos contrarrestan la bacteria invasora al desactivarla.

Por eso en la actualidad mucha gente está buscando alternativas naturales para prevenir enfermedades. Algunos productos naturales que ayudan al Sistema Inmunológico son: Ajo, Levadura de Cerveza, Lecitina, Alga Marina (kelp), Chiorella, Betabel, Amaranto y, por supuesto, un multivitamínico 100% natural.

NUTRA EL PÁNCREAS Y VIVA
LIBRE DE DIABETES

Una de las enfermedades que no perdona sexo, edad o raza, es la diabetes mellitus, conocida como diabetes de azúcar, que el organismo desarrolla cuando no puede procesar los carbohidratos, los cuales son la mayor fuente de energía. El proceso digestivo logra que los carbohidratos produzcan una forma de azúcar en la sangre llamada glucosa. Cuando el nivel de glucosa sube, el páncreas se estimula y comienza a producir insulina. Esta hormona reduce el contenido de azúcar en la sangre, llevando glucosa desde la sangre hasta las células, donde es usada como combustible, o hasta el hígado, donde se conserva hasta que se necesite. La diabetes ocurre cuando el páncreas deja de producir suficiente insulina, y cuando no puede utilizar la insulina que ya ha producido.

Hay dos tipos de diabetes: La Tipo 1, que depende de insulina, y la Tipo 2, que se controla sin insulina. Estos dos necesitan un plan de tratamiento para mantener un nivel normal de glucosa en la sangre. Una vez que el azúcar en la sangre está controlada, ya sea con insulina inyectada, dieta o medicamentos, la persona diabética puede llevar una vida normal.

Pero si la persona diabética no se cuida, pueden desarrollarse complicaciones. Niveles extremadamente altos de azúcar en la sangre pueden afectar otros órganos vitales en el cuerpo. La diabetes puede obstruir las arterias. También, puede producir ataques cardiacos, enfermedades del riñón, desórdenes en la vista, impotencia, gangrena, e incluso la muerte.

Se debe evitar el consumo de carnes rojas, harinas blancas, lácteos y cafeína.

Por eso es recomendable que sustituya el azúcar natural por otra como Stevia; que coma menos, pero más a menudo y, si bebe, limite el consumo de alcohol.

Los diabéticos no deben comer mangos, plátanos, zanahorias, betabel y camote, que son muy saludables para quienes no padecen esa enfermedad; pero contienen altos niveles de azúcar y potasio.

Algunos productos naturales para nutrir el Páncreas son: Alcachofas, Arándanos, Fibra de Granos como avena, mijo, amaranto y semillas de lino, entre otros, o Vegetales; Espinacas y Berros.

LA LIMPIEZA DEL HÍGADO

El Hígado es un órgano esencial para la digestión. Éste produce bilis, la cual es necesaria para la absorción de la grasa en el intestino delgado. Esta glándula también remueve algunos desperdicios de la sangre, produce y almacena glucosa, y procesa sustancias químicas.

Los jugos digestivos del hígado y del páncreas asisten en la descomposición apropiada de los alimentos y nutrientes. Las sustancias que no se asimilan en el sistema sanguíneo por medio del intestino delgado se mueven al intestino grueso, donde la materia de desperdicio se procesa en heces fecales.

El Hígado, así como todos los órganos, está expuesto a varias enfermedades incluyendo hepatitis, inflamación del hígado, grasa en el hígado (hígado graso), cirrosis (el deterioro del hígado) y cálculos biliares, así como la acumulación de piedras en la vesícula.

Algunos productos naturales que ayudan en la Limpieza del Hígado son: Bardana, Diente de León, Boldo, Cúrcuma, Llantén, Ginkgo Biloba y Cardo Mariano (milk histle).

También deben consumir vegetales frescos, jugos de betabel (remolacha), amaranto, manzana y apio, entre otros, siempre diluidos en agua.

LIMPIE Y MANTENGA MUY BIEN...

Su Sistema Respiratorio

El Sistema Respiratorio en el cuerpo humano es responsable de varias funciones esenciales, principalmente de proporcionar oxígeno a cada célula del organismo; remover desperdicios dentro del organismo; proveer el aire necesario para el habla; proveer el aire necesario para filtrar y remover agentes infecciosos en el organismo.

Los problemas más comunes que afectan al Sistema Respiratorio son; las enfermedades inducidas por alergias. Entre estas enfermedades se hallan la bronquitis, la sinusitis y el asma. El asma es una condición conocida ataques de dificultad en la respiración.

Están también el resfriado común, que es la inflamación de la membrana mucosa en el pasaje respiratorio. Pero hay también la bronquitis crónica, una inflamación de los pasajes aéreos, que puede convertirse en enfisema si no es tratada a tiempo. El enfisema se caracteriza por falta de respiración e hinchazón del pulmón. En algunos casos, los pulmones pierden elasticidad y no pueden mantener abiertos los pasajes aéreos. Y la neumonía, que es la inflamación de los sacos aéreos pequeños en los pulmones.

Sin embargo, es posible prevenir el daño al sistema respiratorio por medio del consumo de plantas naturales, las cuales protegen de efectos radicales. Entre esos productos naturales están: Gordolobo, Romero, Tomillo, Orégano, Hinojo, Anís y Eucalipto.

CÓMO SER UNA MUJER ACTIVA

Hoy, cuando el rol femenino está cambiando constantemente, factores como la tensión y los problemas emocionales pueden tener por resultado experiencias sexuales insatisfactorias.

Pero, ¿cuáles son las causas que pueden inhibir el deseo sexual en la mujer? La falta de deseo sexual en la mujer incluye la tensión, el temor a quedar embarazada, baja autoestima, etc. El abuso de drogas o alcohol también puede afectar el deseo sexual femenino. Otros casos donde hay desbalance hormonal provocado por alguno de los factores antes descritos, reducen el deseo sexual. Incluso, muchas mujeres han perdido la esperanza de volver a sentir el placer sexual.

He aquí algunas sugerencias para que la mujer mejore sus relaciones sexuales: Su autoestima debe estar en equilibrio para que al actuar, su pareja note la firmeza que hay en ella: Debe sentirse sensual y será sensual. Sea específica con su pareja, comuníquele sus deseos y necesidades con toda claridad. Tenga mucho amor para dar.

Los productos naturales, hierbas, minerales, multivitaminas y extractos glandulares que pueden beneficiarle. Su consumo ayuda a mejorar los factores sicológicos y físicos de la función sexual. Estas plantas y tés son: Angélica (Dong Quai), Zarzaparrilla, Damiana, Semifuga (Black Cohosh), Algas Marinas y Camote Silvestre.

CÓMO SER... ¡SÚPER HOMBRE!

Definitivamente, la impotencia sexual es un problema devastador para muchos hombres, pues limita la habilidad de lograr y mantener placer durante el sexo.

Y son los problemas sicológicos o físicos las mayores causas de la eyaculación precoz, falta de erección o la impotencia: La tensión, el temor de causar un embarazo; el abuso de drogas o alcohol; los conflictos sobre la sexualidad o hasta el temor a las relaciones íntimas después de sufrir un ataque cardiaco o una cirugía mayor, pueden ser causales de la impotencia.

Hace poco relativamente, los problemas sicológicos eran considerados como la única causa de la impotencia. Sin embargo, estudios recientes han confirmado que factores físicos también pueden ser causa de este problema. Estos factores pueden producir un desbalance en el sistema hormonal, logrando así bajar la producción de testosterona.

Otros estudios han concluido que la impotencia también puede ser tratada cuando se consume la cantidad adecuada de productos naturales como; hierbas, minerales, multivitaminas y extractos glandulares, tales como: Ginkgo Biloba, Ginseng Coreano, Saw Palmetto, Licopeno, Raíz de Salvia, Rusco, Damiana y Maca.

Es muy recomendable que beban jugos de manzana, piña, alfalfa y perejil.

LA MELATONINA REJUVENECE
LAS CÉLULAS DEL CEREBRO

Estudios recientes han comprobado que la melatonina no sólo ayuda en los problemas físicos y emocionales, sino que también juega un importante papel en determinar cuánto tiempo vivimos.

La melatonina es una hormona producida por la glándula pineal, la cual se halla ubicada en el centro del cerebro. Ésta juega un rol muy importante en nuestras vidas, por ser una de las más potentes y versátiles sustancias en el cuerpo. Se produce principalmente durante la noche, mientras dormimos. Después de varias horas durmiendo, esta hormona alcanza su máximo nivel; incrementa el número de células que circulan en la sangre. Así comienzan las defensas del cuerpo contra los virus, bacterias y otras infecciones. Con el paso de los años hormonas tales como la testosterona, el estrógeno y la melatonina comienzan a disminuir. Es por eso que necesitamos suplir nuestros cuerpos con tales hormonas, usando productos naturales.

¿Qué es lo que hace la melatonina en el cuerpo?

Levanta el sistema inmunológico, el cual se debilita por la tensión, la infección, los problemas emocionales, medicamentos que debilitan las defensas del organismo, o por el proceso de envejecimiento.

Esto es posible gracias a que la melatonina es un fuerte antioxidante, el cual nos protege de enfermedades atacando las moléculas llamadas 'radicales libres', que causan daño a nuestro cuerpo.

Por ejemplo, mejora la calidad del sueño y el despertar. Reduce el riesgo de enfermedades del corazón, ya que disminuye el colesterol y la presión sanguínea.

Muy importante, ayuda en la prevención del cáncer pues defiende e inhibe las células cancerosas del seno, pulmón, hígado y próstata. Minimiza los síntomas de mareo, ya que ajusta el ritmo biológico del cuerpo.

Además, sirve como poderosa arma contra el SIDA. Protege al organismo de efectos tóxicos causados por ciertos medicamentos prescritos.

En la actualidad se ha hecho más común el uso de productos naturales para prevenir y combatir enfermedades. He aquí algunos productos naturales que ayudan a esta importante hormona: Red clover y Clorofila. Menta, Hierba de San Juan, Tila, Pasiflorina y Kava-kava.

EL MARAVILLOSO AJO

Desde tiempos inmemoriales el ajo se ha considerado como un alimento, no sólo curativo, sino también preventivo. Es una planta maravillosa, la cual contiene grandes propiedades medicinales.

Investigaciones han demostrado que el ajo posee propiedades anticancerosas y anticancerígenas muy potentes, lo cual hace de su consumo un ingrediente importante en nuestra dieta diaria. Otros estudios han comprobado que el ajo es un poderoso agente en la prevención y el tratamiento de la alta presión sanguínea.

Además, ayuda a disminuir el colesterol y la grasa en la sangre para prevenir problemas del corazón. Incluso actúa como antirreumático, antibiótico y expectorante de los pulmones. También ayuda a combatir la diabetes y, como ya se ha mencionado, hasta ciertos tipos de cáncer.

Como antibiótico y germicida, el ajo es eficaz contra bacterias y gérmenes que provocan problemas gastrointestinales y broncopulmonares. En varias ocasiones se ha usado para eliminar las lombrices intestinales, sirviendo de gran ayuda contra las amebas, ya que inhibe el crecimiento de ciertas bacterias que causan infecciones.

Son muchas y muy beneficiosas las propiedades que tiene el ajo: posee un efecto desinflamante y calmante, el cual puede ayudar con problemas reumáticos. Disminuye el nivel de glucosa en la sangre y, al mismo tiempo, aumenta la secreción de insulina.

Contiene aceites esenciales y azúcares de bajo peso molecular, lo cual lo hace un potente diurético. Reduce la grasa en la sangre, da mayor irrigación sanguínea y tonifica el ritmo cardiaco, evitando así arritmias y taquicardias, regulando la alta presión.

Además, el ajo no sólo es rico en vitaminas A, B1, B2, B3 y C, sino que también es rico en proteínas, potasio, calcio, fósforo, sodio, yodo, azufre y cobalto.

VITAMINAS Y MINERALES QUE BRINDAN SALUD

Para su buen funcionamiento, el cuerpo humano necesita la ingestión de vitaminas y minerales. Las vitaminas son sustancias muy importantes y necesarias para el buen accionar de nuestro organismo y metabolismo. Intervienen en el crecimiento y desarrollo de las células y los tejidos del cuerpo, lo cual requiere de adecuadas cantidades diarias para lograr un buen estado de salud.

Igual, los minerales son imprescindibles para el crecimiento, desarrollo y mantenimiento del organismo, de los huesos y dientes, así como de los tejidos y líquidos. También son necesarios para crear el ambiente adecuado para que las vitaminas realicen su trabajo. Cuando juntamos vitaminas, minerales y aminoácidos, formamos piezas claves en nuestro organismo.

Pero hay además otros elementos que mezclados con las vitaminas y los minerales, refuerzan la acción en beneficio del organismo. El polen de abeja es un excelente fortificador y fortalecedor. Es sumamente nutritivo, ya que es el único alimento que contiene todos los aminoácidos y elementos básicos que el cuerpo necesita. Con sobrada razón lo utilizan atletas y otros profesionales como alimento suplementario con resultados asombrosos, ya que esto les ha mejorado tanto la salud como el rendimiento físico.

No podemos olvidar a las hierbas y las algas marinas, las cuales se complementan perfectamente bien con los elementos anteriores. Las hierbas y algas marinas nos ayudan a prevenir muchas enfermedades y nos proveen nutrientes esenciales.

Además de ser ricas en vitaminas y minerales, ofrecen una gran variedad de beneficios al cuerpo: Limpian y purifican el organismo sin efectos secundarios. Regulan el funcionamiento normal de las glándulas, y aumentan la energía y salud por medio de estimular el sistema inmunológico.

BALANCEE SUS HORMONAS DE FORMA NATURAL

Para un perfecto balance hormonal, para prevenir o eliminar quistes, posiblemente para estar más fértil o regular su menstruación e inclusive la menopausia, tome Aceite de Onagra (primrose oil).

No olvide comer camotes silvestres y tomar tés preparados con hierbas de angélica, fenogreco, zarzaparrilla, hinojo, black cohosh, damiana, regaliz y hierba de San Juan. Consuma semillas de linaza.

–

Para acabar con la Diabetes tipo 2... **¡Coma Frijoles!**

¿Sabía usted que consumir frijoles puede ayudar a evitar los peligros de la diabetes tipo II? El frijol es un alimento sencillo que se enfrenta a esta enfermedad compleja de dos maneras importantes:

★ Controla el azúcar en la sangre. En general, las legumbres tienen un IG bajo. El Índice Glucémico (IG) mide la velocidad en la que el azúcar de la sangre se eleva después de comer un alimento. Los alimentos con IG alto hacen que el nivel de azúcar en la sangre se eleve rápidamente; los alimentos con IG bajo, como los frijoles, provocan un aumento más lento y gradual. Un análisis de 37 estudios concluyó que las dietas con abundantes alimentos con IG alto prácticamente duplican el riesgo de desarrollar diabetes tipo II y aumentan en 25% la probabilidad de sufrir una enfermedad cardiaca.

PROTEJA SUS HUESOS DE MANERA INTEGRAL

El calcio, que es el rey de los huesos fuertes y de la prevención de la osteoporosis, está rodeado de toda una corte real de ayudantes nutricionales, muchos de ellos provenientes de la banana.

Una buena nutrición evita que los huesos se adelgacen y se debiliten con el paso de los años. Empiece con el calcio, que mantiene los huesos densos y previene las fracturas. Usted también necesitará vitamina D para ayudar a absorber y utilizar el calcio, vitamina C para formar el colágeno que mantiene la cohesión de los dientes y los huesos, magnesio para prevenir el adelgazamiento de los huesos y potasio para ayudar a mantener el calcio donde pertenece.

El potasio es especialmente importante para las mujeres mayores, que tienden a perder más calcio debido a las dietas modernas con alto contenido de sal. Un estudio encontró que las mujeres que seguían una dieta alta en sal y que tomaron suplementos de potasio, perdieron menos calcio que aquéllas que no recibieron potasio. Los investigadores instaron a las mujeres a obtener potasio de las frutas y de las verduras o hacerlo de los suplementos nutricionales.

Una banana mediana tiene cerca del 12% del potasio que usted necesita al día, por lo que es una fabulosa opción para mantener los huesos sanos y jóvenes. La banana también le brinda magnesio y vitamina C, dos miembros importantes de la corte real de ayudantes nutricionales para la prevención de la osteoporosis.

También son excelentes los suplementos nutrientes de calcio de coral y calcio con vitaminas.

EL PORQUÉ DE LA IMPOTENCIA EN EL HOMBRE

Puede ser que exista desde siempre, pero en la actualidad la impotencia es uno de los temas más abarcados y controversiales. Se dice que un hombre es impotente o padece de disfunción eréctil cuando no logra una erección suficiente para mantener una relación sexual normal. La erección del pene es el resultado de una compleja combinación de estímulos cerebrales, actividad vascular, actividad nerviosa y actividad hormonal. Cualquier cosa que interfiera alguno de estos factores puede provocar impotencia. Entre los factores que pueden conducir a la impotencia están las enfermedades vasculares periféricas, algunos medicamentos, el alcohol, el tabaquismo, antecedentes de enfermedad de transmisión sexual o enfermedad crónica, como diabetes o presión arterial alta. Otros factores que pueden causar impotencia son alteraciones hormonales como un nivel bajo de testosterona o una producción alta de prolactina, así como también una producción alta o baja de hormona tiroidea. La diabetes, que a menudo conduce a la ateroesclerosis y a problemas circulatorios, es quizás la causa física más frecuente de impotencia.

La impotencia puede ser crónica o recurrente, o puede ser un incidente aislado. Según cálculos, unos 30 millones de hombres en el Norte de Latinoamérica presentan impotencia ocasionalmente. Aunque la mayor parte de esos hombres tienen 40 años o más (uno de cada tres hombres mayores de 60 años presenta este trastorno), la impotencia puede afectar a hombres menores de 40 años.

Antes suponían que el origen de la impotencia era fundamentalmente sicológico, pero hoy en día muchos terapeutas y médicos creen que hasta en el 85% de todos los casos existen razones de orden físico. La Association for Male Sexual Dysfunction considera que drogas médicas pueden causar impotencia. Entre las más comunes están alcohol, la nicotina y medicamentos para la hipertensión, antidepresivos, antihistamínicos, diuréticos, inhibidores de los ácidos estomacales y para las úlceras. Por otra parte la ateroesclerosis, es decir, el endurecimiento de las arterias, representa un riesgo no sólo para el corazón sino también para el pene. La mayoría de personas saben que fumar y consumir alimentos grasosos lleva a la producción de placas que taponan las arterias y bloquean el flujo de sangre hacia el corazón. Esas placas también pueden afectar a la capacidad de lograr la erección al bloquear las arterias que irrigan los órganos genitales.

Sopesando la impotencia

El tratamiento adecuado para la impotencia depende de si la causa es física o sicológica. Los hombres cuya impotencia tiene un origen sicológico por lo general siguen presentando erecciones durante el sueño, mientras que esto no les ocurre a los hombres cuya impotencia tiene bases físicas.

¿Qué debe proveer a su organismo, un hombre que esté padeciendo impotencia?: Cinc, magnesio, manganeso y yodo. Gotu kola, saw palmetto, palmetto enano, ginseng siberiano, zarzaparrilla, licopene, ginkgo biloba, damiana, cola de caballo y pau d'arco.

Le sugerimos que:

- Lleve una dieta sana y bien balanceada. Incluya en ella semillas de calabaza, polen de abeja y linaza.

- Evite el alcohol, en especial antes de la relación sexual.
- No consuma grasas de origen animal, azúcar ni alimentos chatarra (*junk food*).
- Evite el estrés. Medite, practique ejercicio, camine diariamente.
- Consulte con un urólogo para que determine si la causa de su impotencia es alguna enfermedad que requiera tratamiento.
- Piense si en su problema podrían incidir factores sicológicos, como ira represada o temor a la intimidad.
- Si su impotencia tiene relación con algún medicamento que está tomando, hable con su médico. Seguramente hay alternativas satisfactorias que no afectan a este aspecto de su vida.
- Un análisis de cabello podría revelar si usted sufre de envenenamiento con metales pesados.
- Tenga en cuenta que el funcionamiento sexual cambia con la edad. A medida que envejecemos necesitamos más estimulación y lograr la erección suele tomar más tiempo.

Tome en cuenta que debe mantener una buena nutrición:

- Un estudio realizado en Boston University School of Medicine encontró una relación entre la impotencia y el estado general de salud. Los investigadores estudiaron la historia médica de 1.300 hombres de 40 a 70 años y hallaron algún grado de impotencia en el 52% de quienes participaron en el estudio. La probabilidad de quedar completamente impotente más tarde en la vida fue de una y media a cuatro veces más alta entre los hombres que estaban en tratamiento para el corazón, la hipertensión o la diabetes, en comparación con el resto de los participantes en el estudio. La perspectiva era aún peor para los hombres que, además de sufrir del corazón o de hipertensión, también fumaban.

- Consumir alcohol disminuye la capacidad del organismo de producir testosterona. Una investigación del Chicago Medical School reveló que beber alcohol puede producir en los hombres un fenómeno hormonal equivalente a la andropausia (menopausia del hombre). El alcohol no sólo afecta a la función sexual, sino que prepara el camino para el ataque cardiaco y otras graves enfermedades.

- La arterioesclerosis, enfermedad que restringe el suministro de sangre al pene y a los nervios de los cuales depende la excitación sexual, puede conducir al 'fracaso' en el desempeño sexual. Cuando la impotencia se asocia con obstrucción de vasos sanguíneos, una dieta baja en grasas puede ayudar a revertir el problema.

- Una investigación de la Boston University demostró que la probabilidad de que las arterias que irrigan el pene se obstruyan —situación que puede llevar a la impotencia— es 15% más alta en los hombres que fuman un paquete de cigarrillos al día durante 5 años. Además, fumar en exceso deteriora los pequeños vasos sanguíneos del pene, lo que disminuye la capacidad sexual del individuo. La utilización de marihuana y cocaína también deriva en impotencia.

- Un método confiable para determinar si la oclusión arterial se relaciona con la impotencia es el llamado dúplex ultrasonography. Este método, que no es invasivo, cuantifica el flujo de sangre hacia el pene.

- Según cifras de organizaciones dedicadas al problema de la impotencia, de los 30 millones de hombres aquejados por la impotencia, sólo aproximadamente el 5% tienen conocimiento de opciones terapéuticas.

Piense siempre en aumento, en virilidad, en volumen, en tamaño, en una buena erección. Si usted así lo decreta, estará siempre potente. Y por favor, no se bloquee mentalmente, porque usted ¡sí puede!

LAS 7 CLAVES PARA UNA BUENA SALUD

- Una buena nutrición
- Un verdadero conocimiento
- Una excelente sabiduría
- Un buen cambio de estilo de vida
- Un corazón sano y con gozo
- Un espíritu libre y tranquilo
- Un alma limpia y positiva

Decrete, Declare, Reciba y Crea

- *Sanidad*
- *Libertad*
- *Restauración*

EL FANTÁSTICO TRATAMIENTO DE LOS 21 DÍAS CON EL DELICIOSO LIMÓN

Depure su cuerpo, desintoxique su sistema orgánico mediante un tratamiento de 21 días. Le sugerimos hacerlo al menos una vez cada año.

El tratamiento es muy sencillo, en ayunas y por la noche, tome el jugo de tres limones y media cucharada de bicarbonato de sodio (baking soda), inmediatamente tome media cucharadita de aceite de oliva. Éste es un excelente depurativo y desintoxicador del cuerpo, 100% natural.

¡Es la mejor quimioterapia para prevenir y combatir cánceres!

¿CÓMO VENCER LA OBESIDAD?

Uno de los placeres de la vida es comer, eso es esencial para poder vivir. No obstante, excederse al comer no significa comer bien, al contrario, ello puede causar problemas de salud. Por eso es importante aprender cómo llevar una dieta nutritiva y balanceada, la cual nos proporcione los elementos necesarios para conservar la salud y el vigor.

Comer de más nos lleva a la obesidad, y ésta es un enemigo terrible e implacable que puede provocar muchos daños incluyendo problemas cardiovasculares, renales y pulmonares. También es causa de la diabetes, hipoglucemia, cáncer, cirrosis, un sinfín de padecimientos cuyos efectos son desastrosos para el organismo.

Para batallar contra la obesidad hay que romper con los hábitos desarrollados a través de los años, tener motivación y fijarse metas de corto y mediano plazo respecto a las libras que se desee desechar. Aunque la pérdida de peso sea lenta, si es constante, puede estar seguro que sí está manteniendo una dieta equilibrada, efectiva y sin peligro.

Claro que para vencer a la obesidad es necesario tener fuerza de voluntad, sin ésta no podría haber una modificación a los hábitos alimenticios.

Sin embargo, para reforzar sus efectos e impedir que el adelgazamiento produzca aflojamiento de los tejidos, es necesario un programa regular de ejercicios, ya que el ejercicio aumenta la demanda energética del organismo, activa el metabolismo e inyecta dinamismo a los músculos.

El programa de ejercicios debe adaptarse a su ritmo de vida y edad. Uno de los más recomendables es el trote; el punto medio entre la carrera y la marcha lenta. Éste es uno de los ejercicios más naturales y beneficiosos para la salud.

Si su condición no se lo permite aún, camine un poco, no utilice su auto para distancias menores de cinco cuadras. Tampoco use el elevador, suba por las escaleras si va a ascender menos de tres pisos.

Consuma productos y plantas naturales que ayudan en nuestra reducción de peso: Cheese Wise, Cromo, Algas, Espirulina, Picolinato, Té de Lima, Cuachalalate, Cola de Caballo, Té de Lima, Linaza, Mostaza, Semilla de Chía y Alcachofa.

Si quiere bajar de peso y conservar la figura...
Utilice Plantas que Reducen el Apetito

Garcinia Cambogia
Café Verde (green coffee)
Pamplina
Guaraná
Psyllium
Pimentón
Garalluma Fibratta

Garalluma Fibratta. Esta hierba crece en la India y es comestible, se come como un vegetal. En las zonas rurales se utiliza con mucha frecuencia durante los periodos de hambruna.

–

Alimentos Para Perder Peso

Jengibre
Perejil
Apio

Espinaca
Limón
Lecitina
Mostaza
Chía
Piña

–

Supresores Naturales del Apetito

Fibra natural como la Hoodia gordonii, una especie de hierba africana que ayuda a suprimir el hambre.

Los vegetales de hojas verdes y frutas, como la manzana.

¿POR QUÉ LIMPIAR NUESTROS INTESTINOS?

El proceso de la ingesta de alimentos que se inicia en la boca, forzosamente tiene que llegar a nuestros intestinos. Por ejemplo, el intestino grueso (colon) es donde se alojan desperdicios de comida que nuestro cuerpo ya no necesita, y luego salen de éste en forma de heces fecales. Cuando el colon está intoxicado por la acumulación de heces al paso de los años (según la edad), el intestino trabaja con lentitud y no digiere bien los alimentos provocando el molesto estreñimiento mismo que, a su vez, acarrea otras consecuencias como dolor de cabeza, sensación de estar 'lleno', falta de apetito y mal aliento, entre muchas otras.

Esa es la razón por la cual tenemos que realizar una limpieza intestinal. El hígado, los riñones, la vesícula biliar y otros órganos ayudan a filtrar de desperdicios que llegan a la sangre desde el colon. Cuando los desperdicios se han alojado en el intestino por días, semanas, meses o años, empiezan los problemas físicos como la artritis, indigestión, infecciones urinarias, acné, arrugas prematuras, pérdida de cabello, irritabilidad, insomnio, anemia, depresión, etc.

No obstante, los daños más significativos y peligrosos son las infecciones y el estreñimiento, ya que éstos pueden convertirse en crónicos derivando en tumores o pólipos, debido a la hipertrofia de las membranas mucosas.

De manera que si procedemos a limpiar nuestro intestino grueso (colon), evitaremos enfermedades, infecciones, oclusiones intestinales, etc. Lo recomendable es hacer esto cada 6 meses.

NOTA: Una buena limpieza intestinal o de colon, se realiza con productos naturales: Hojas de Sen, Black Walnut, Raíz de Jengibre, Anís de Estrella, Raíz Valeriana, Hierbabuena, Cáscara Sagrada, Semillas de Hinojo y Linaza.

ÉSTE ES EL MOTOR DEL CUERPO...

EL COLON (intestino grueso)

Las enfermedades comienzan en el intestino, si su intestino nunca ha sido limpiado o desintoxicado de desperdicios y comidas no digeridos, usted nunca podrá alcanzar un estado de salud completo.

Se lo aseguro, en el colon se acumulan heces fecales durante años. Por eso siempre se recomienda tomar fibras, porque hay que limpiar este maravilloso órgano que es el motor del cuerpo.

Los efectos de la auto-intoxicación: Son muchísimos y por ejemplo...

En los Órganos Digestivos produce: Colitis, Gastritis y Degeneración del Hígado.

En el Sistema Vascular: Alta o Baja Presión Sanguínea, Dilatación de las Arterias y Degeneración del Corazón.

En el Sistema Nervioso: Dolores de Cabeza, Depresión, Insomnio, Fatiga Permanente, Parálisis.

En los Ojos: Endurecimiento de Iris, Cataratas, Hemorragias.

En la Piel: Arrugas Prematuras, Dermatitis, Acné, Seborrea, Barros, Espinillas, Caída del Cabello.

En los Músculos y Coyunturas: Dolor Muscular y Óseo, Senos Caídos, Enfermedades Uterinas, Mastitis.

Problemas Generales: Anemia Perniciosa, Baja Resistencia a las Infecciones, Crecimiento Retardado, Irritabilidad, Artritis, Tumores, Gota, Vejez Prematura, Quistes, Diabetes, Sinusitis, Alergias, Asma, Alta Presión, Menopausia, Impotencia y muchos otros.

Así que a consumir diariamente fibra, coma frutas, verduras y granos; agregue a su dieta linaza, chía y aceite de coco.

Desintoxique su organismo por lo menos 2 veces al año. Acuda con Expertos Nutricionistas Certificados, conocedores en la materia del Naturismo, Naturalismo o Naturopatía.

LAVE PERFECTAMENTE LAS FRUTAS Y VERDURAS QUE CONSUME

¡Cuidado! Elimine el peligro de intoxicación por alimentos. Primero fue la espinaca, luego la lechuga, seguidas del melón. Los brotes de intoxicación alimentaria por productos agrícolas contaminados con bacterias son ahora cada vez más frecuentes. Eso se debe en parte a que la gente está comiendo más frutas y verduras frescas. También se debe a que estos productos a menudo vienen de lejos y tienen más ocasiones de entrar en contacto con bacterias. Tome las siguientes medidas a la hora de lavar y almacenar los productos frescos:

- Primero lávese las manos para evitar la propagación de los gérmenes a otras personas en la mesa.
- No use jabón para lavar las frutas y las verduras; a menos que sea un jabón orgánico, libre de químicos. Éste puede contener sustancias químicas y no funciona mejor que el agua.
- En cambio, lave los productos agrícolas, luego espolvoree bicarbonato de sodio y refriegue suavemente con una escobilla para eliminar la suciedad. Enjuague bien para no sentir el sabor a bicarbonato de sodio. Llene un salero con bicarbonato de sodio y manténgalo cerca de la cocina para mayor comodidad.
- También puede agregar vinagre a todas sus frutas y verduras y luego enjuagarlas muy bien. El vinagre mata muchas bacterias.
- Use agua tibia, no fría. La diferencia de temperatura entre el agua fría y los productos agrícolas que están a

la temperatura ambiente hará que las bacterias corran a esconderse dentro de las frutas y las verduras, fuera de su alcance.

* Elimine las contusiones, cortes o partes dañadas de las frutas y verduras, lugares donde las bacterias pueden multiplicarse.

–

¡Arriba el espíritu!

Practique la oración y el ejercicio. Camine por lo menos 30 minutos diariamente. Consuma frutas y verduras. Mantenga una mente positiva, decrete todos los días que su salud es extraordinaria, ¡y así será! El cerebro recibe siempre las órdenes positivas… ¡Y usted estará en perfecto estado de salud!

ALGUNAS FRUTAS Y VEGETALES: ¡SON MEJORES FRESCAS!

Si usted desea obtener el mayor poder antioxidante de la banana, cómala rápido. Investigadores en Bélgica se preguntaron si las frutas y las verduras perdían sus antioxidantes saludables cuando empezaban a descomponerse (echarse a perder). Primero midieron el nivel de antioxidantes en productos agrícolas, como el brócoli, la banana, la espinaca, la manzana, la zanahoria y la uva, justo después que éstos fueran comprados. Luego los almacenaron adecuadamente durante días y semanas. Cuando empezaron a mostrar signos de que se estaban echando a perder, volvieron a medir su contenido nutricional.

La mayoría de los productos mantuvieron el mismo nivel de antioxidantes, pero la banana, el brócoli y la espinaca perdieron antioxidantes. No es difícil encontrar bananas frescas, ya que se cosechan todos los días del año en algún lugar del planeta. Así que cómalas mientras que estén buenas.

-

Plátano, ¡bendita fruta y sus propiedades!

El plátano (banano o guineo) es rico en Vitamina B6, C, A1 y B12. Contiene fibra, potasio, hierro y magnesio. Además contiene tripofano, una especie de proteína.

Da agilidad mental, es antiácido, ayuda en la ansiedad, las úlceras y en lo emocional.

La cáscara del plátano alivia de la irritación y, en la piel, es cicatrizante.

El plátano ayuda a los que sufren de DAO, porque contiene un aumentador natural del buen humor: El Tripofano. ¡Así que coma plátanos y a vivir feliz!

EL MANGO, ¡QUÉ DELICIOSA FRUTA!

¡Mmm!, además de sabroso, el mango es rico en nutrientes ya que contiene betacarotenos, minerales, potasio, manganeso y sodio. Es alto en fibras, en vitaminas A y C, en proteínas y en calorías.

En efecto, el mango tiene muchas propiedades; es antihelmíntico (combate los gusanos intestinales), antiséptico (combate la fiebre), es antidiarréico, astringente, antiescorbútico, estimulante y tónico antibacteriano. Combate el estreñimiento.

Gracias a todas esas propiedades, el consumo de mango nos ayuda en el combate al reumatismo, la fibromialgia y la sinusitis. Es el mejor aliado en el desarrollo de las funciones del hígado y el bazo.

Fortalece el corazón y los tejidos, elimina toxinas, previene el envejecimiento prematuro; es un excelente tónico cerebral y es afrodisiaco.

El mango contiene ácidos; ácido oxálico, cítrico y málico, los cuales ayudan a disminuir las putrefacciones intestinales y fluidifica la bilis.

–

La Sandía y sus propiedades

Una de las frutas más populares es la sandía (water melon) por su exquisito sabor y contenido de líquido. Pero además ésta cuenta con un elevado número de propiedades; es detoxificante, antioxidante, depurativa, esto quiere decir que es muy buena y rica en vitaminas A y C, en caroteno, piridoxina, licopeno (vitamina B 6), proteínas, grasas e hidratos de carbono. Asimismo, la sandía es rica en minerales.

Esta riquísima fruta nos ayuda en la debilidad muscular, en la hipertensión, en los problemas digestivos, en la osteoartritis, la gota y la próstata. Es antiinflamatoria y diurética. La sandía nos aporta energía, mejora nuestra condición mental y al aumentar libidos, también es afrodisiaca.

Sin embargo, las personas diabéticas no pueden consumirla en elevadas cantidades por su alto contenido de azúcares, potasio e hidratos de carbono.

¡QUÉ MAGNÍFICAS PROPIEDADES TIENE LA UVA!

El fruto de la vid, la uva, es un manjar frutal tan noble que prácticamente se da en la mayor parte del mundo y distintos climas. Las hay de diferentes tamaños, colores, con y sin semillas.

Las uvas contienen propiedades terapéuticas, nutritivas y curativas, que nos ayudan a combatir la enfermedad de la gota (ácido úrico), la dispepsia gastrointestinal, la hipertensión, los problemas cardiovasculares y degenerativos, controla el nivel de colesterol, aumenta nuestras defensas y combate el estrés y la arterioesclerosis.

También, las uvas contienen fibras, son diuréticas, neutraliza los radicales libres, éstos son los principales responsables del envejecimiento cutáneo.

De igual manera, las uvas contienen un poderoso antioxidante, el resveratrol, y posee propiedades metabólicas. Contiene flavonoides, quercetina, catequina, y la antiocianina, la cual previene enfermedades del corazón y el cáncer.

Las uvas son un potente anticoagulante y reduce la susceptibilidad a la oxidación del colesterol (LDL). Por su contenido de ácido fólico, ácido oxáltico y vitaminas A, C, E, B 6, B 1, B2, minerales y taninos, las uvas intervienen en la producción de glóbulos blancos y rojos. Sus flavonoides ayudan a la circulación arterial por medio de la vasodilatación, la cual aumenta el flujo sanguíneo.

Un derivado de las uvas, el vino tino, contiene polifenoles, los cuales disminuyen la agregación plaquetaria y la formación de lesiones arteriales. La uva fortalece el buen estado de las arterias y por lo tanto del corazón.

Las maravillosas uvas son desintoxicantes, depurativas, aumentan nuestras defensas y por lo tanto nos ayudan en el sistema inmunológico. Además de ser ricas en sabor, son excelentes para los ayunos.

EL LIMÓN, ¡MARAVILLOSO CÍTRICO!

Esta fruta es un excelente cítrico que, al ser alcalino, nos garantiza en alto grado la obtención de una buena salud.

Siendo rico en vitamina C, vitamina B 12, potasio, hierro, ácido cítrico y calcio, el limón remineraliza y estimula el páncreas así como al hígado. Limpia, neutraliza, depura y purifica todo el sistema en general, porque metaboliza los ácidos.

El limón nos ayuda a combatir reúmas, la fiebre y enfermedades del hígado. Estimula las secreciones biliares, es antiespasmódico y cicatrizante.

El limón tiene la particularidad de ayudarnos a combatir un cúmulo de enfermedades, por ejemplo, la gastritis, cánceres, diabetes, úlceras, dolor de cabeza, alergias, depresión, epilepsia, herpes, gripe, artritis, hemorragias, pólipos, parásitos, obesidad, problemas de los riñones y elimina la acidez. Es un relajante del sistema nervioso razón por la cual calma la ansiedad.

CON PLÁTANO, BAJE LA PRESIÓN ARTERIAL SIN FÁRMACOS

El plátano o banana, de alegre color amarillo, también los hay de otros colores y otros nombres como guineo, es un refrigerio sabroso y fácil de transportar, que le da un toque nutritivo al cereal del desayuno y le da cuerpo a los batidos. También es una merienda saludable para el corazón ya que contiene dos nutrientes que ayudan a controlar la presión alta:

*El potasio neutraliza el sodio. Estos dos tipos de minerales parecen estar montados en un subibaja dentro del cuerpo. Si permanecen en equilibrio, entonces ayudan a que las células nerviosas transporten mensajes, a que las células musculares se contraigan, a que el corazón lata y así sucesivamente. Pero cuando se consume demasiada sal, entra sodio adicional al organismo. Esto hace que los riñones bombeen más agua hacia la sangre y que la presión arterial se eleve. Con el tiempo, eso significa más presión sobre el corazón y sobre los vasos sanguíneos.

La dieta media estadounidense tiene una proporción de potasio y sodio de aproximadamente 1:2. Eso es demasiada sal. Los expertos dicen que uno debe aspirar a una proporción de 5:1, es decir, mucho más potasio que sodio. Si bien los suplementos de potasio lograron bajar la presión arterial alta en un estudio tras estudio, obtener el potasio de fuentes naturales es mucho mejor. La mayor parte de las frutas y las verduras contienen mucho potasio, especialmente la banana y la papa.

*La melatonina reduce la presión arterial. Otro gran compuesto que ofrece la banana es la melatonina, la hormona del sueño que ayuda al buen funcionamiento del reloj interno del cuerpo. Los expertos ya sabían que las personas con enfermedades cardiacas y presión arterial alta tendían a tener menos melatonina en el organismo durante la noche. Así que hicieron pruebas para ver si tomar suplementos de melatonina ayudaba a controlar la presión arterial.

"PRACTIQUE EJERCICIO Y VISITE A SU MÉDICO REGULARMENTE"…

Los fármacos más inofensivos, tienen efectos secundarios…

La aspirina puede causar pérdida de la audición en algunas personas y puede no ofrecer protección para prevenir un primer ataque al corazón en mujeres sanas menores de 65 años de edad. Hable con su médico antes de tomar aspirina de manera regular, ya que el uso de ésta está asociado con un riesgo mayor de desarrollar los siguientes problemas:

- Hemorragia peligrosa en el sistema digestivo.
- Problemas renales.
- Derrame cerebral provocado por una hemorragia.
- Úlceras.
- Ataques de asma, entre otros.

LOS AYUNOS SON MUY IMPORTANTES

LIMPIAN TU CUERPO,

NUTREN TU ALMA

Y CONECTAN CON EL ESPÍRITU

¿QUÉ SON LOS AYUNOS?

De manera breve o en pocas palabras, necesitamos ayunar ya que éstos son una de las maneras más seguras y rápidas de ayudar al cuerpo a eliminar todo tipo de materias tóxicas.

Después de haber pasado por una dieta de 'alimentos reales', quizá le gustaría probar un ayuno de jugos. Nos gusta hacerlo unas dos veces por año, pero se puede hacer cada 3 meses si es necesario.

Durante el ayuno de jugos, el proceso de eliminación de las células en decadencia y muertas, se acelera y los aminoácidos de estas células viejas se liberan para usarse en un rápido proceso de desarrollo de células nuevas y saludables. El doctor Otto Bichinger, llama a los ayunos de jugos, 'la quemazón de basura'. Después de los primeros 3 días de un ayuno de jugos, el cuerpo quema y descompone los materiales más 'inferiores' e 'impuros'. También durante este tiempo los órganos de eliminación funcionan en una capacidad mayor para ayudar a expulsar las toxinas y desechos acumulados. Esto se debe a que la energía que usualmente se usaba para digerir alimentos, se canaliza hacia la eliminación de desechos. Al beber jugos, los alimentos ya han sido cambiados de modo que el cuerpo los puede utilizar fácilmente. Los jugos son frescos y tienen una concentración de vitaminas y minerales.

No recomendamos los ayunos largos, lo mejor es de 3 a 7 días. Algunas personas comienzan sus ayunos y permanecen en ellos por largo tiempo o empiezan un ayuno, luego lo dejan por unos pocos días y empiezan otra vez. No recomendamos este tipo de ayunos. El ayuno se debería usar con moderación, para ayudar a limpiar el cuerpo, no como una dieta de reemplazo de alimentos. Una razón principal para esto es que el colon fue diseñado para manejar bulto. Cuando este bulto no existe por largo tiempo, el colon, que tan sólo es un músculo en el cuerpo, se atrofia por falta de uso. Muchas veces, después de ayunos muy largos, es difícil lograr que el colon comience a funcionar nuevamente.

Razones para hacer ayunos:

1.- Porque ayudan a restaurar la salud en enfermedades crónicas.
2.- Por una limpieza general de los sistemas digestivo, linfático y glandular.
3.- Por la tonificación de todas las células y las glándulas, y rejuvenecimiento o revitalización del cuerpo.
4.- Para eliminar materias endurecidas en las articulaciones y los músculos (artritis, gota, etc.).
5.- Para bajar de peso.
6.- Para aquellos que necesitan ganar peso, ayuda a normalizar el metabolismo de la persona delgada y revitalizar y limpiar el sistema digestivo para que pueda asimilar mejor la comida.
7.- Para limpiar la placa de los vasos sanguíneos y desarrollar sangre nueva.

Cosas que podría experimentar durante un ayuno:

1.- Hambre los primeros 3 días. También, estos son los días más difíciles para la mayoría de la gente, así es que sea paciente. Beba líquidos tan a menudo como quiera. Su cuerpo posiblemente comenzará a sentir hambre por alimentos sólidos entre el quinto y el séptimo día.
2.- Usted debería ser capaz de continuar con sus ejercicios y trabajo regular.

3.- Quizá sentirá algo de mareo o dolor de cabeza por las toxinas que se empiezan a mover para ser eliminadas. Lo mejor que se puede hacer si esto sucede, es un enema (lavado intestinal) ya que es necesario eliminar las toxinas del sistema.

4.- Probablemente se sentirá mejor, tendrá más energía y los sentidos se agudizarán más durante un ayuno que en cualquier otro tiempo.

Cómo comenzar un Ayuno de Jugos

Es importante hacerse por lo menos un enema al día ya que el colon no tendrá el bulto que necesita para expulsar los desechos. Lo mejor es un enema por la mañana y uno por la noche. También es importante hacer ejercicios y descansar bastante.

Necesitará invertir en un extractor de jugos. Vale la pena la inversión ya que lo mejor es usar jugos frescos a diario con su dieta regular, así como en sus ayunos. Es importante que agregue siempre agua, en el mismo porcentaje del que obtuvo del jugo.

Beba tanto como desee. Beba jugos de frutas 20 o 30 minutos antes de los de vegetales. Nunca mezcle frutas y vegetales, con la excepción del jugo de manzana o piña con la bebida verde; o en algunas sugerencias de jugos que verán más adelante.

Usted encontrará muchos tipos de ayunos de jugos, este Ayuno de Jugos variados es nuestro favorito. Beba tan a menudo como lo desee de las siguientes selecciones:

Variedad de Jugos para Ayunos:

1.- Jugo crudo de manzanas
2.- Bebida verde; espinacas, apio y brócoli

3.- Otros jugos frescos o congelados

4.- Jugo de zanahorias

5.- Tés de hierbas

6.- Caldos vegetales

7.- Bebida de clorofila

8.- Agua pura (destilada) o alcalina

No tome bebidas cítricas, excepto la de limón, porque es alcalino.

Nota: Para las personas hipoglucémicas (las que tienden a sufrir baja de azúcar); no diluyan el jugo con agua.

Las personas hipoglucémicas tómenlo tal y como salga del extractor.

¡PRACTIQUE UN BUEN DESAYUNO!

Coma cereales integrales: Avena, trigo, cebada y granola; agregar su fruta preferida fresca y yogurt natural derivado de la soya o las almendras.

Licuado verde: Manzana, espinacas, apio y semillas de chía.

Licuado mixto: Apio, amaranto, betabel y zanahoria.

Licuado con leche: De soya, almendras o coco. Agréguele una o dos frutas de temporada: guayaba y fresa, o manzana y papaya.

Sándwich de atún o pollo: Con pan de trigo (white bread), tomate, lechuga, o espinacas y aguacate. O una taza de avena, o cereal integral... ¡Buen provecho!

-

7 Días de Sopa para Adelgazar

Sopa de carne de soya (Para 4 personas)

Ingredientes:

1 Cebolla
1 Pimiento morrón
2 Tallos de apio
¼ de Repollo (la cuarta parte de una col)
2 Tomates (rojos)
Sal de ajo al gusto

Procedimiento: Hierva un litro de agua, apáguela y retírela del fuego. Agréguele al agua la carne de soya y déjela reposar por 10 minutos y luego enjuáguela. Licue todos los demás ingredientes, viértalos en una olla y el agua necesaria. Luego, agregue la carne de soya. Es deliciosa y muy nutritiva.

JUGOS NUTRITIVOS

Para quemar grasa y perder peso, pero igual, para que su cuerpo adquiera una súper nutrición.

Cabe mencionar que todos estos Jugos Curativos y Nutritivos, son excelentes para mantener una buena salud.

Los ingredientes de todos estos jugos o batidos, se mezclan en una licuadora con agua. Pueden agregarles una cucharadita de de semillas de Chía, de Linaza o de Amaranto.

Jugo Adelgazante
Ingredientes: Perejil, Piña, Alfalfa, Espinaca y Chía.

Jugo Diurético
Ingredientes: Brócoli, Piña, Repollo y Perejil.

Jugo Tonificante
Ingredientes: Piña, Fresa, Manzana, Apio y Perejil.

Jugo Adelgazante
Ingredientes: Kiwi, Manzana Verde, Apio y Espinaca.

Jugo Regenerador
Ingredientes: Zanahoria, Apio y Betabel.

Jugo Antidiabético
Ingredientes: Pepino Verde, Calabaza Verde, Nopal y Guayaba.

Jugo Diurético
Ingredientes: Toronja, Naranja, Piña y Apio.

Jugo Desintoxicador
Ingredientes: Apio, Pepino, Alfalfa y Limón.

Jugo Energético
Ingredientes: Piña, Fresa, Manzana y Perejil.

Jugo Tonificante
Ingredientes: Aguacate, Cilantro, Ajo y Cebolla.

Jugo Energético:
Ingredientes: Pepino, Apio y Zanahoria.

Jugo Relajante
Ingredientes: Linaza, Limón y Lechuga.

Jugo Adelgazante
Ingredientes: Ajo, Perejil, Pepino y Piña.

Jugo Depurativo
Ingredientes: Nopal, Alfalfa y Guayaba.

Jugo Antiinflamatorio
Ingredientes: Tomate, Ajo, Pepino y Cilantro.

Jugo Energético
Ingredientes: Ajo, Zanahoria, Apio y Alfalfa.

Jugo Digestivo
Ingredientes: Calabaza color naranja, ciruela pasa, melón y linaza.

Jugo Energético
Ingredientes: Melón, Papaya, Plátano y Manzana.

Jugo Energético
Ingredientes: Plátano, Manzana y Pera.

Jugo Antiinflamatorio
Ingredientes: Sábila, Nopal, Alfalfa y Papaya.

Jugo Depurativo
Ingredientes: Durazno, Mango y Piña.

Jugo Regenerativo
Ingredientes: Sandía, Fresas, Acelgas y Apio.

Jugo Antioxidante
Ingredientes: Blueberries, Piña y Leche de Alpiste.

Jugo Energético
Ingredientes: Fresa, Leche de Soya y Plátano.

Jugo Digestivo
Ingredientes: Papa, Repollo y Miel.

Jugo Digestivo
Ingredientes: Hierbabuena, Espinaca y Manzana.

Jugo Digestivo
Ingredientes: Ciruela, Papaya, Linaza y Nopal.

Jugo Antioxidante
Ingredientes: Zanahoria, Apio, Alfalfa y Betabel.

Jugo Regenerativo
Ingredientes: Menta, Limón, Lecitina y Piña.

Jugo Antiinflamatorio
Ingredientes: Sábila, Nopal y Linaza.

Jugo Desintoxicador
Ingredientes: Nabo, Acelga y Piña.

Jugo Digestivo
Ingredientes: Jengibre, Linaza y Ciruela.

Jugo Anticanceroso
Ingredientes: Betabel, Fresa y Perejil.

Jugo Energético
Ingredientes: Papaya, Granola y Plátano.

Jugo Regenerativo
Ingredientes: Zanahoria, Naranja, Apio y Betabel.

Jugo Depurativo
Ingredientes: Espinaca, Limón y Cilantro.

Jugo Energético
Ingredientes: Menta, Manzana y Mango.

Jugo Digestivo y Laxante
Ingredientes: Papaya, Linaza y Ciruela.

Jugo Regenerador Celular
Ingredientes: Brócoli, Cúrcuma, Repollo (col), Zanahoria y Limón.

Jugo Depurativo
Ingredientes: Apio, Piña y Limón.

Jugo Energético
Ingredientes: Melón, Papaya y Plátano.

Jugo Anticancerígeno
Ingredientes: Níspero, Algas Marinas, Papaya y Alfalfa.

Sería fantástico si usted, al jugo que prefiera tomar, le agregue cualquiera de estos nutrientes: Semillas de chía, amaranto, mostaza, linaza, quínoa; polen de abeja, jengibre, ginseng, alga marina, maca, lecitina, avena, alga espirulina, es excelente agregar una cucharadita a su batido o licuado, cualquiera que usted desee tomar. Todos estos ingredientes son magníficos y benditos nutrientes para su cuerpo.

¿QUÉ ES LA DIABETES?

Ésta es una enfermedad crónica como consecuencia a que el páncreas no fabrica la cantidad de insulina que el cuerpo humano necesita, o bien la produce de una calidad inferior. La insulina es una hormona, es la principal sustancia responsable del mantenimiento de los valores adecuados de azúcar en la sangre. Permite que la glucosa sea transportada al interior de las células, de modo que éstas produzcan energía o almacenen la glucosa hasta que su uso sea necesario. Cuando falla, origina un aumento excesivo del azúcar que contiene la sangre (hiperglucemia). De hecho, el nombre científico de la enfermedad es diabetes mellitus, que significa 'miel'.

Las posibilidades de contraer la diabetes aumentan a medida que una persona se hace mayor, de modo que por encima de los 60 años la padece alrededor del 15% de las personas. La diabetes afecta al 6% de la población mundial. Es menester educar a los pacientes para que controlen su diabetes de forma adecuada, ya que puede acarrear otras enfermedades tanto o más importantes como son las cardiovasculares, neurológicas, retinopatía (afección ocular que puede conducir a la ceguera) o nefropatía (enfermedad del riñón). El momento de aparición de la enfermedad, así como las causas y síntomas que presentan los pacientes, dependen del tipo de diabetes que se trate.

DIABETES TIPO 1. Con frecuencia ésta aparece en la infancia, la adolescencia y los primeros años de la vida adulta. Lo hace de forma brusca, y muchas veces sin que existan antecedentes familiares. Se debe a la destrucción progresiva de las células del páncreas, que son las que producen insulina, por lo que ésta tiene que administrarse artificialmente desde el principio de la enfermedad. Sus síntomas esenciales son el exceso en la necesidad de beber y de la cantidad de orina, la sensación de cansancio y la pérdida de peso.

DIABETES TIPO 2. Ésta se presenta en edades más avanzadas y es 10 veces más frecuente que la anterior. Se da la circunstancia que también la sufre o la han sufrido otras personas de la familia. Se origina debido a una producción de insulina escasa, junto con el aprovechamiento insuficiente de ésta por parte de las células. Al paciente se le habrá de tratar con pastillas antidiabéticas o con insulina (o una combinación de ambas). La diabetes tipo 2 no acostumbra a presentar ningún tipo de molestia o síntoma preciso, por lo que puede pasar desapercibida para la persona afectada durante tiempo indefinido.

DIABETES GESTACIONAL. Ésta se considera una diabetes 'ocasional' y se puede controlar como los otros dos tipos de diabetes. Durante el embarazo la insulina aumenta para incrementar las reservas de energía. En ocasiones, ese aumento no se produce y puede originar una diabetes por embarazo. Carece de síntomas y la detección se realiza casi siempre tras el análisis rutinario a que se someten todas las embarazadas, a partir de las 24 semanas de gestación.

SÍNTOMAS DE LA DIABETES. Entre las principales señales de diabetes están:

* Orinar con frecuencia (fenómeno de la 'cama mojada' en los niños)
* Hambre fuera de lo común
* Sed en exceso
* Agotamiento, debilidad y cansancio
* Pérdida de peso
* Cambios de ánimo repentinos, irritabilidad
* Impresión de malestar en el estómago y vómitos
* Infecciones frecuentes
* Vista nublada

★   Lesiones pequeñas que no se curan, o se curan lentamente
★   Entumecimiento en las manos o los pies, picazón
★   Infecciones frecuentes en la piel, las encías o la vejiga
★   Elevados niveles de azúcar en la sangre y en la orina.

La Importancia de los Alimentos en la Diabetes

Los cambios en la dieta y el ejercicio diario son muy importantes para las personas que tienen pre-diabetes o que pueden desarrollar diabetes tipo 2. Cambios en el estilo de vida también son de mucha importancia para prevenir o retardar la progresión de la diabetes. Estas simples modificaciones son especialmente fundamentales para las personas con sobrepeso. Incluso, la pérdida moderada de peso puede ayudar a reducir el riesgo de desarrollar diabetes.

-Una recomendación de la Asociación Americana de Diabetes es que las personas con alto riesgo de diabetes tipo 2 ingieran alimentos de grano entero. El consumo de fibra, especialmente de los cereales integrales, puede ayudar a reducir el riesgo de este tipo de diabetes.

Los pacientes con diabetes deben considerar la salud cardiovascular, en especial el control de la presión arterial y los niveles de colesterol. Las dietas bajas en sal (sodio) y ricas en ciertas frutas, verduras, fibra y grasas monoinsaturadas pueden ayudar mucho.

Los objetivos de la dieta para las personas con diabetes son:

★   Normalizar los niveles de glucosa en la sangre con el tratamiento correcto, ejercicio, comida sana y otras variables.
★   Mantener los niveles de los lípidos bajo control (colesterol y triglicéridos) al igual que la presión arterial, para proteger el corazón.

* Las personas con sobrepeso y con diabetes tipo 2 que no están bajo tratamiento, deben de seguir una dieta que contribuya con un peso y nivel de glucosa normal. Se define como un peso razonable, el que es alcanzable y sostenible.

Para un paciente con diabetes, un plan alimenticio debe de ser siempre personalizado debido a que la biología y fisiología de cada uno es diferente. Por eso debe consultar con un profesional de la salud para planificar una dieta individualizada que satisfaga correctamente las necesidades nutricionales de la persona.

De igual manera es muy importante desintoxicarse una vez por año. Hágalo siempre bajo la supervisión de un profesional en la salud natural.

Cómo Prevenir y Combatir la Diabetes

Los expertos saben que el consumo de granos integrales puede reducir el riesgo de padecer diabetes. Ahora la ciencia nos muestra que una taza diaria de cereal para el desayuno también puede lograrlo gracias, en gran parte, a la cantidad de granos integrales y fibra que contiene.

Pero cereal integral, no de los que venden y contienen azúcar refinada. Los mejores son los de avena, salvado, lecitina, trigo, quínoa, etc.

Las personas que disfrutan de una taza de cereal como desayuno los siete días de la semana, tienen una probabilidad 37% menor de sufrir diabetes. Y aun si sólo lo hacen entre dos y seis veces a la semana, pueden reducir el riesgo en 24%. Los cereales integrales ofrecen mayor protección que los cereales refinados. Según los expertos, el cereal para desayuno funciona de la siguiente manera:

★ Ayuda a mantener un peso saludable. La obesidad es uno de los principales factores de riesgo para desarrollar diabetes. Los cereales para desayuno ricos en fibra, como los elaborados con granos integrales, "llenan" el estómago, de modo que usted siente menos hambre y tiende a comer menos calorías. ¡Mejor aún!, usted puede consumir tanta fibra como el cuerpo tolere. La fibra no tiene calorías y, además, el cuerpo la necesita para funcionar de manera óptima.

★ Mejora la sensibilidad a la insulina. La fibra puede retardar la absorción de otros nutrientes, como la glucosa. Esto ayuda a equilibrar los picos de insulina y glucosa en la sangre que normalmente ocurren luego de consumir carbohidratos. Dado que las personas con resistencia a la insulina tienden a desarrollar diabetes, mejorar esta sensibilidad podría reducir el riesgo. Los cereales menos procesados tienen un menor efecto en la glucosa de la sangre que los cereales refinados.

★ Mejora las bacterias intestinales. Consumir fibra con regularidad produce cambios en la población de bacterias intestinales. Las bacterias "obesas" (el tipo de bacteria que suelen tener las personas obesas) son desplazadas por las bacterias "delgadas", que suelen vivir en las personas delgadas. Las bacterias obesas producen un compuesto llamado LPS (lipopolisacárido), que ha mostrado promover el aumento de peso, de la grasa hepática y de los marcadores tanto de inflamación como de resistencia a la insulina, factores en el desarrollo de la diabetes.

La Diabetes y sus Síntomas

Generalmente, la diabetes es una enfermedad con niveles altos de azúcar en la sangre.

La diabetes insípida es un trastorno metabólico que se presenta muy pocas veces y cuya causa es una deficiencia de vasopresina, una hormona pituitaria, o bien la incapacidad de los riñones de reaccionar adecuadamente a esta hormona. La producción insuficiente de vasopresina suele deberse a daño de la glándula pituitaria. La diabetes insípida se caracteriza por una sed excesiva y una producción enorme de orina, sin relación alguna con la cantidad de líquido ingerido.

La causa de la diabetes mellitus es un defecto en la producción de insulina por parte del páncreas. Sin insulina, el organismo no puede utilizar la glucosa (azúcar sanguíneo), su principal fuente de energía. En consecuencia, el nivel de glucosa que circula en la sangre es alto y el nivel de glucosa que absorben los tejidos del organismo, bajo. Quizás más que cualquier otra enfermedad, la diabetes mellitus se relaciona con la dieta. Ésta es una enfermedad crónica del metabolismo de los carbohidratos que con el tiempo aumenta el riesgo de sufrir enfermedades renales, aterosclerosis, ceguera y neuropatía (pérdida de la función nerviosa). Además, predispone al enfermo a adquirir infecciones como candidiasis y puede complicar el embarazo.

Aunque la genética puede determinar la susceptibilidad a la diabetes, se cree que el origen de muchos casos de diabetes es una dieta rica en alimentos refinados y procesados, y pobre en fibra y carbohidratos complejos. Las personas con sobrepeso son las que tienen un riesgo más alto de llegar a sufrir diabetes.

La diabetes mellitus se divide en dos categorías: tipo I, llamada diabetes dependiente de la insulina o diabetes juvenil, y tipo II, o diabetes no dependiente de la insulina. La diabetes tipo I se relaciona con la destrucción de las células beta del páncreas, que son las encargadas de fabricar la insulina. Este tipo de diabetes es más frecuente en los niños y en los adultos jóvenes. Pruebas recientes le atribuyen causas virales a algunos casos de esta enfermedad. Es posible que también intervengan factores autoinmunes.

Entre los síntomas de la diabetes tipo I están irritabilidad, micción frecuente, sed anormal, náuseas o vómito, debilidad, fatiga, pérdida de peso aun cuando el consumo de alimentos es normal (o, incluso, superior a lo normal) y hambre inusual. Un síntoma frecuente en los niños es enuresis, orinarse en la cama.

La gente que sufre de diabetes tipo I presenta episodios en los cuales el nivel de la glucosa sanguínea es sumamente alto (hiperglicemia, azúcar alta en la sangre) o sumamente bajo (hipoglicemia). Cualquiera de estas dos situaciones puede evolucionar hasta convertirse en una grave emergencia médica.

Hay súbitos apartados hipoglucémicos, que pueden deberse a un lapso grande sin comer, haberse ejercitado en demasía, o por una inesperada creciente de insulina, que suele llevar a la desorientación, provocando temblores e imágenes visuales dobles. Por dichas causas es necesario que el paciente reciba una rápida atención, pues de no recibirla podría entrar en coma.

Los cuadros de hiperglicemia por el contrario, no se aparecen precipitadamente y puede llevarse horas o días para desarrollarse, pero en los riesgos que se corren están males cardiacos, cerebrales y renales, entre otros.

La diabetes mellitus puede presentarse como herencia de familiares que la padecieron. Otra de las causas son los malos hábitos alimenticios altos en grasas, carnes, lácteos, azúcares, harinas, el consumo de bebidas gaseosas y alcohólicas.

Estos nutrientes son excelentes para personas diabéticas:

Picolinato de cromo (Chromium picolinate)
L-Carnitina (L-Carnitine)

L-Glutamina (L-Glutamine)
Vitamina complejo B (Vitamin B complex)
Biotina (Biotine)

Consuma frutas, como berrys y moras; tés de hierbas como matarique, diente de león, fenogreco, canela, goldenseal, llantén, wereke y chaya. Verduras; nopal, brócoli, todo lo verde.

★ Haga una dieta rica en carbohidratos complejos, baja en grasa y alta en fibra, que incluya muchas frutas y vegetales crudos, así como también jugos frescos de vegetales. Este tipo de dieta es excelente y reduce la necesidad de insulina y baja el nivel de la grasa sanguínea. La fibra reduce las subidas del azúcar sanguíneo. Como snack (refrigerio), consuma crackers de oat bran (avena) o de rice bran (arroz integral) con mantequilla de maní o queso. Las legumbres también son beneficiosas, los vegetales de raíz y los granos enteros.

★ Suplemente su dieta con alga marina (espirulina) porque ayuda a estabilizar los niveles del azúcar sanguíneo. Otros alimentos que producen el mismo efecto son berrys, vegetales y soya.

★ Obtenga la proteína en fuentes vegetales como granos y legumbres. Otras fuentes aceptables de proteína son el pescado y los productos lácteos bajos en grasas.

★ Evite las grasas saturadas y los azúcares simples (excepto cuando se necesiten para equilibrar una reacción de la insulina).

★ Consuma Stevia natural, un delicioso edulcorante muy bueno para el diabético.

★ Evite la sal y los productos elaborados con harinas blancas refinadas. Estos productos elevan el nivel de azúcar sanguíneo.

* Recuerde siempre pedirle orientación a su proveedor de salud, sobre lo que más le conviene a usted.
* Si presenta síntomas de hipoglucemia, tome inmediatamente un vaso con jugo de naranja o una cucharada de miel 100% de abeja. Vaya sin demora a la sala de urgencias del hospital más cercano porque es una situación potencialmente peligrosa. Es posible que le tengan que administrar fluidos, electrólitos e insulina por vía intravenosa.

Tenga en cuenta que...

Debido a que el manejo de la diabetes tipo I es tan complejo, es forzoso que las personas que sufren esta enfermedad tengan una buena relación médico-paciente, pues muy importante seguir sus instrucciones tal como se las indiquen.

Las personas que sufren de diabetes tipo II son las que más dificultad tienen para percibir el sabor dulce de los alimentos, y esto lleva a que no bajen de peso fácilmente. Como no reconocen el sabor dulce, suelen consumir productos azucarados sin apreciar su salud.

-

Respecto a las Células

Las células necesitan glucosa para producir energía y, con frecuencia, la obtienen de torrente sanguíneo. Pero las células esperan a que la insulina les indique cuándo abrirse para permitir el acceso de la glucosa.

En la prediabetes, las células dejan de responder cuando la insulina toca a sus puertas, es una afección llamada resistencia a la insulina. La glucosa queda atrapada en el torrente sanguíneo y empieza a acumularse.

Afortunadamente, es ahí donde el ácido clorogénico puede ayudar. Contiene un compuesto llamado quinidina, que al ayudar a las células a responder a la insulina, permite que la glucosa abandone el torrente sanguíneo y pueda dinamizar las células.

PARA QUIENES SUFREN
DE HIPOGLUCEMIA

Aunque usted no lo crea, la fécula del maíz regula la glucosa. El mismo ingrediente que se usa para espesar una salsa, podría acabar con los bajones nocturnos del azúcar en la sangre. En la diabetes tipo 1, la mayoría de los episodios de hipoglucemia severa (niveles bajos de azúcar en la sangre) ocurren durante la noche. Controlar estos episodios es importante ya que la hipoglucemia nocturna está asociada con un empeoramiento del control sobre el azúcar en la sangre durante el día.

Un refrigerio nocturno y sencillo de fécula de maíz con leche de soya o de almendras sin cocer, podría ayudar a controlar el azúcar en la sangre. El azúcar en la fécula cocida llega rápidamente al torrente sanguíneo, provocando un pico de glucosa. Pero la fécula sin cocer, es decir, cruda y directamente vaciada desde su envase, se digiere con mucha más lentitud. El azúcar en la fécula sin cocer se absorbe poco a poco y se convierte en una fuente gradual y constante de glucosa hasta por siete horas.

Esto convierte a la fécula de maíz en un remedio ideal a la hora de acostarse para evitar episodios nocturnos de hipoglucemia. En al menos un estudio, el consumo de este producto crudo y disuelto en leche de soya o de almendras antes de irse a la cama, redujo el número de episodios hipoglucémicos, tanto durante la noche como antes del desayuno, sin efectos secundarios. Esto le ayudará a controlar el azúcar en la sangre así como a dormir mejor. Pruebas actuales indican que una persona de 140 libras (63.5 kilos) debe tomar cuatro cucharadas de fécula de maíz disuelto en lecha de soya o de almendras; o simplemente en agua, si así lo prefiere.

También ayuda a bajar los niveles de colesterol en la sangre porque contiene nutrientes y vitaminas de la B 1 a la B 9, así como vitaminas C, D y minerales; potasio, yodo, calcio, magnesio y cinc, entre otros. La fécula de maíz es baja en purinas, el salvado es la capa externa del grano y se compone de aleurona y pericarpio. Eso es el germen, el cual beneficia al corazón y al sistema circulatorio.

Esta cura de la cocina también puede ayudar a las personas con diabetes tipo 2. Un refrigerio nocturno que contenía fécula cruda, ayudó a controlar los niveles altos de azúcar en la sangre en ayunas (hiperglucemia), entre la cena y el desayuno.

Según los estudios, la fécula de maíz funciona mejor para las personas con diabetes tipo 1, que tienen las siguientes características:

★ Llevan un control firme de sus niveles de azúcar en la sangre. Estas personas tienden a sufrir episodios de hipoglucemia.

★ No tienen "conciencia hipoglucémica", es decir, no reconocen las señales de alerta de un nivel bajo de azúcar en la sangre.

★ Hacen ejercicio. La fécula de maíz antes de hacer ejercicio puede ayudar a evitar la caída posterior del azúcar en la sangre.

★ Beben alcohol. Consumir fécula de maíz sin cocinar después de beber alcohol puede ayudar a evitar un bajón del azúcar en la sangre. Pero es mejor evitar la ingesta de alcohol.

La fécula de maíz puede usarse como una medida para prevenir el nivel bajo de azúcar en la sangre, pero no para tratar la hipoglucemia existente. Simplemente no se digiere con la suficiente rapidez para salvarlo de una caída peligrosa del nivel de azúcar en la sangre.

—

La fibra equilibra el azúcar en la sangre

Las personas con o sin diabetes, deben consumir fibra soluble e insoluble, con el objetivo de obtener al menos entre 20 y 35 gramos diarios. La fibra soluble es especialmente importante para los diabéticos, ya que puede ayudar a equilibrar el azúcar en la sangre. Los expertos creen que la fibra hace más lenta la digestión y retrasa la descomposición de los carbohidratos, de modo que la glucosa ingresa a la sangre más lentamente. Eso acabaría con los picos en los niveles de azúcar en la sangre.

LOS MINERALES SON EXCELENTES

Los minerales efectúan diversas funciones en el organismo humano. El sodio, el potasio y el cloro, como sales en los líquidos corporales, tienen la función fisiológica de mantener la presión osmótica. Los minerales son parte de la estructura de muchos tejidos.

* El calcio y el fósforo en los huesos se fusionan para dar soporte firme a la totalidad del cuerpo.
* Los minerales se encuentran en los ácidos y álcalis corporales. El cloro está en el ácido clorhídrico del estómago.
* También son constituyentes esenciales de ciertas hormonas. El yodo está en la tiroxina que produce la glándula tiroides.

Los minerales predominantes en el cuerpo humano son: calcio, potasio, fósforo, sodio, cloro, azufre, magnesio, manganeso, hierro, yodo, flúor, zinc, cobalto y selenio. El fósforo se encuentra tan extensamente en las plantas, que es muy difícil que en una dieta haya una carencia de este elemento.

Los seres humanos consumen azufre sobre todo en forma de aminoácidos que contienen azufre; por lo tanto, cuando hay carencia de azufre, se relaciona con falta de proteína. El potasio, el sodio y el cloro son de fácil absorción y fisiológicamente de mayor importancia que el fósforo.

Los minerales predominantes en la nutrición humana son: calcio, hierro, yodo, flúor y zinc. No se considera común la carencia de cobre, manganeso y magnesio. Algunos elementos minerales son necesarios en cantidades muy pequeñas en las dietas humanas pero vitales para fines metabólicos; a ellos se les denominan 'elementos traza esenciales'.

CALCIO

Más del 99% del calcio se encuentra en los huesos y en los dientes, donde se combina con fósforo como fosfato de calcio, sustancia dura que le brinda rigidez al cuerpo. Sin embargo, aunque duro y rígido, el esqueleto no es la estructura sin cambios que parece ser. Los huesos son una matriz celular; el calcio se absorbe continuamente por los huesos y es devuelto al organismo; por lo tanto, sirven como reserva para suministrar este material. El cuerpo de un adulto medio contiene alrededor de 1.250 g de calcio.

El calcio y el fósforo juntos tienen una función importante como componentes principales del esqueleto en los seres humanos y otros mamíferos. Además, son importantes en funciones metabólicas, como la muscular, el estímulo nervioso, actividades enzimática y hormonal y el transporte del oxígeno.

Hay varios factores que influyen en la absorción, como también hay grandes variaciones en las pérdidas de calcio de una a otra persona. De manera que no es fácil establecer rotundamente las necesidades humanas de calcio.

Las necesidades de calcio son mayores durante el embarazo y la lactancia, y los niños requieren más calcio debido al crecimiento. Los que hacen dietas ricas en proteínas, necesitan más calcio en la alimentación.

Los niveles de consumo diario de calcio son los siguientes: Adultos, de 400 a 500 mg. Niños, 400 a 700 mg. Mujeres embarazadas y madres lactantes, 800 a 1.000 mg.

En algunos casos la deficiencia de calcio provoca osteoporosis, que es una enfermedad común del envejecimiento, sobre todo en las mujeres. El esqueleto se desmineraliza, lo que lleva a la fragilidad de los huesos y casi siempre a fracturas de cadera, vértebras y otros huesos. Se recomienda un alto consumo de calcio.

HIERRO

Definitivamente, la carencia de hierro es una causa muy común de enfermedad a nivel mundial. La mayor parte del hierro corporal está en los glóbulos rojos, sobre todo como componente de la hemoglobina.

Gran parte del resto está en la mioglobina, compuesto que se halla por lo general en los músculos, y como ferritina que es el hierro almacenado, de modo especial en el hígado, bazo y médula ósea. Hay pequeñas cantidades adicionales ligadas a la proteína en el plasma sanguíneo y en las enzimas respiratorias.

La primordial función biológica del hierro es transportar oxígeno a varios sitios del cuerpo. La hemoglobina en los eritrocitos es el pigmento que lleva el oxígeno de los pulmones a los tejidos. La mioglobina, capta el oxígeno de la hemoglobina en el tejido muscular del esqueleto y el corazón. Asimismo, el hierro está en la peroxidasa, la catalasa y los citocromos.

El hierro es un componente que ni se agota ni se destruye en un cuerpo que funcione normalmente. A diferencia de otros minerales, el hierro no necesita excretarse, y sólo cantidades muy pequeñas aparecen en la orina y el sudor. Hay cantidades minúsculas que se pierden en las células de descamación de la piel y del intestino, en el cabello que se cae, en las uñas, en la bilis y otras secreciones corporales.

El hierro que es liberado cuando los eritrocitos envejecen y se agotan, se absorbe y utiliza una y otra vez para la producción de nuevos eritrocitos. Esta economía es importante en el cuerpo humano. Como el hierro se conserva, las necesidades nutricionales de las mujeres postmenopáusicas y los varones sanos son muy pequeñas. Sin embargo, las mujeres en edad fértil deben reemplazar el hierro perdido durante la menstruación.

Las fuentes alimentarias tienen un gran aliado, es el hierro que se encuentra en muchos alimentos de origen vegetal y animal. Las fuentes de alimentos ricos incluyen carne (especialmente hígado), pescado, huevos, legumbres (frijoles, arvejas y otras leguminosas) y hortalizas de hoja verde. Los granos de cereales, como maíz, arroz y trigo, contienen cantidades moderadas de hierro, pero como éstos con frecuencia son alimentos básicos que se consumen en grandes cantidades, suministran mayor parte del hierro y vitamina C para muchas personas.

Hay diferentes necesidades; si un hombre o una mujer (postmenopáusica) normalmente sanos, requieren 1 mg de hierro por día, debido a las pérdidas de hierro, las necesidades dietéticas son alrededor de 10 mg por día. Esto permite un buen margen de seguridad, pues la absorción aumenta con la necesidad.

De hecho la pérdida menstrual de hierro se calcula en un promedio tan pequeño como 1 mg diario durante un año entero. Por lo que se recomienda a las mujeres en edad fértil, que consuman diariamente 18 mg de hierro.

Por las infestaciones de lombrices (parásitos intestinales), que predominan en muchos países, ocasionan pérdida de sangre que puede causar anemia por carencia de hierro. En ciertas partes de los trópicos la esquisto-somiasis también es común y esta enfermedad provoca pérdida de sangre.

YODO

El yodo es esencial para la formación de la hormona tiroidea que secreta esta glándula (tiroides). El cuerpo de un adulto contiene alrededor de 20 a 50 mg de yodo, y su mayor parte se encuentra en la glándula tiroides.

En los seres humanos el yodo trabaja como un factor esencial de la hormona de la glándula tiroides, glándula endocrina situada en la parte inferior del cuello. Las hormonas de la tiroides, de las cuales la más relevante es la tiroxina (T4), son importantes para la regulación del metabolismo. En los niños apoyan el crecimiento y desarrollo normal, incluso desarrollo mental.

El yodo es absorbido por el intestino como yoduro y el exceso se expulsa en la orina. La glándula tiroides de una persona adulta, que consume un nivel adecuado capta aproximadamente 60 µg de yodo por día para producir cantidades normales de hormona tiroidea. Si hay insuficiencia de yodo, la tiroides trabaja mucho más para captarlo, la glándula se agranda (una condición que se llama bocio o coto) y su contenido de yodo se podría reducir en gran forma. La carencia de yodo durante el embarazo puede llevar al cretinismo, retardo mental y otros problemas.

En una elevada carencia de yodo, los niveles de HET se encuentran altos y los niveles de tiroxina son bajos. La hormona estimulante de la tiroides (HET) de la glándula pituitaria, influye en la secreción de tiroxina y la captación de yodo.

Fuentes alimentarios ricos en yodo. El yodo se halla ampliamente en las piedras y los suelos. A través del tiempo, una gran cantidad ha llegado al mar. El pescado de mar, las algas y la mayoría de las hortalizas cultivadas cerca al mar son enorme fuente de yodo. El agua potable suministra algo de yodo pero muy rara vez suficiente para satisfacer las necesidades humanas.

La falta de yodo en la dieta provoca serios problemas de salud, el bocio o agrandamiento de la glándula tiroides.

La carencia de yodo durante el embarazo puede llevar al cretinismo, retardo mental y otros problemas.

FLÚOR

El flúor es un elemento mineral que se halla sobre todo en los dientes y el esqueleto. Las trazas de flúor en los dientes ayudan a protegerlos de las caries. El flúor consumido durante la niñez se convierte en parte del esmalte dental y lo hace más resistente a los ácidos orgánicos débiles formados por los alimentos. Este fortalecimiento reduce en gran parte la posibilidad que se produzcan caries en los dientes. Ayuda a fortalecer el hueso, especialmente en los últimos años de la vida, y que puede, por lo tanto, inhibir el desarrollo de la osteoporosis.

Fuentes alimentarias

La principal fuente de flúor para la mayoría de los seres humanos es el agua que beben. Si el agua contiene aproximadamente una parte por millón de flúor (1 ppm), entonces suministrará una adecuada cantidad de flúor para los dientes. Sin embargo, muchos suministros de agua tienen mucho menos de esta cantidad. El flúor se encuentra en el hueso; pos consiguiente los pequeños pescados que se consumen enteros son una buena fuente. El té tiene un alto contenido de flúor. Pocos otros alimentos contienen gran cantidad de flúor.

Exceso

Un consumo excesivamente elevado de flúor causa una condición conocida como fluorosis dental, donde los dientes se vuelven jaspeados. Casi siempre se debe a consumo excesivo de flúor en suministros de agua potable que tienen altos niveles de esta sustancia. En algunas partes el consumo muy elevado de flúor también causa cambios en los huesos con esclerosis (mayor densidad ósea), calcificación de las inserciones musculares y exostosis, así como anormalidades óseas.

CINC (ZINC)

El cinc es un elemento esencial en la nutrición humana y su importancia para la salud ha recibido mucha atención recientemente. El cinc se halla en muchas enzimas importantes y esenciales para el metabolismo. El cuerpo de un adulto humano sano contiene de 2 a 3 g de cinc y necesita alrededor de 15 mg de cinc dietético por día. La mayoría del cinc en el cuerpo se halla en el esqueleto, pero otros tejidos (como la piel y el cabello) y algunos órganos (sobre todo la próstata) tienen altas concentraciones.

Fuentes dietéticas

El cinc se encuentra en la mayoría de los alimentos de origen vegetal y animal, pero las fuentes más ricas tienden a ser alimentos ricos en proteínas, como la carne, alimentos de mar y huevos. En los países en desarrollo, sin embargo, donde casi todas las personas consumen relativamente pequeñas cantidades de estos alimentos, la mayoría del cinc proviene de los granos de cereal y de las legumbres.

Absorción y utilización

En las últimas dos décadas se han hecho numerosas investigaciones sobre este mineral, y se han acumulado muchos conocimientos sobre el metabolismo del cinc y su carencia en animales y en seres humanos.

La carencia de cinc es responsable de una enfermedad congénita rara conocida como acrodermatitis enteropática que responde a la terapia con cinc. Algunos pacientes que reciben todos sus nutrientes por vía endovenosa, también responden al tratamiento de cinc. La carencia de cinc también puede provocar cirrosis hepática, enfermedades renales y desórdenes metabólicos.

Otros 'elementos traza'

Numerosos minerales se encuentran presentes en el cuerpo humano. La mayoría de los 'elementos traza', además de los discutidos antes, no hay pruebas que su carencia sea responsable de problemas importantes de salud pública en ninguna parte. Algunos de estos minerales son muy importantes en el metabolismo o como constituyentes de los tejidos corporales. Se han estudiado muchos de ellos, y se ha descrito su química y bioquímica.

El cobalto, el cobre, el magnesio, el manganeso y el selenio merecen mención debido a su importante papel nutricional, y el plomo y el mercurio, debido a su toxicidad.

COBALTO

El cobalto es de interés para los nutricionistas debido a que es parte esencial de la vitamina B12 (cianocobalamina). Cuando se aisló como una sustancia cristalina, se encontró que la vitamina contiene aproximadamente 4% de cobalto. Sin embargo, la carencia de cobalto no tiene un papel importante en la anemia que resulta de la carencia de vitamina B12.

La función de este mineral está estrechamente ligada a la producción de glóbulos rojos y el sistema enzimático. El cobalto, siempre en unión con la vitamina B12, favorece la absorción intestinal del hierro y, como componente de algunas enzimas, interviene en la síntesis de proteínas. Asimismo, la vitamina B12 parece mejorar la absorción del yodo por la glándula tiroides.

Otras de la funciones del cobalto son activar la combustión de los azúcares y bajar su concentración en el torrente sanguíneo, y regula el sistema nervioso, pues equilibra los sistemas simpático parasimpático.

Las necesidades diarias de nuestro organismo de cobalto, es de un microgramo de vitamina B12. Esta cantidad se puede encontrar en el hígado, pues éste generalmente reserva unas mil veces esta cantidad.

COBRE

Dentro de las funciones principales de este oligoelemento está su participación en la síntesis de glóbulos rojos, asistiendo en la fijación del hierro en el pigmento rojo de la sangre (hemoglobina). De esta manera, el hierro no puede depositarse en la hemoglobina sin el concurso del cobre. Así pues, una carencia de cobre produce anemia, incluso en el caso que el organismo disponga de suficiente hierro.

El cobre también es necesario para la formación de pigmentos y proporcionar un color lustroso a la piel y al cabello. La carencia de cobre contribuye a la aparición prematura de canas.

Alguna evidencia sugiere que la carencia de cobre ocasiona anemia en niños prematuros. Una enfermedad congénita extremadamente rara y que se conoce como enfermedad de Menke, se debe a fallas en la absorción de cobre.

MAGNESIO

El magnesio es un mineral esencial presente sobre todo en los huesos y en la mayor parte de los tejidos humanos. Casi todas las dietas contienen adecuado magnesio alimentario, pero en ciertas circunstancias, como diarrea, hay pérdidas excesivas de magnesio corporal. Tales pérdidas pueden llevar a la debilidad y cambios mentales y en ocasiones convulsiones.

SELENIO

Es muy importante este mineral para evitar los infartos y algunos tipos de cáncer. El selenio protege al organismo, no sólo de radicales libres sino también de radiaciones ambientales perjudiciales e infecciones víricas y bacterianas, reforzando así nuestro sistema de defensas. Actúa contra las alergias químicas, aumenta la fertilidad y favorece la función celular hepática, muscular y pancreática. En unión con la vitamina E, ayuda al cuerpo a eliminar elementos tóxicos como plomo, cadmio y mercurio.

El selenio reacciona con el oxígeno transformándose en partículas agresivas y altamente reactivas. Esta naturaleza agresiva tiene su razón de ser, cuando los radicales dentro de los fogocitos atacan y destruyen los agentes patógenos capturados por esta célula. Sin embargo, los radicales libres no sólo atacan contra microorganismos nocivos, sino que también destruyen células sanas, e incluso llegan a penetrar en el núcleo celular. La célula muere entonces, o posiblemente se convierten en células cancerosas.

PLOMO

El plomo es de gran importancia para la salud pública, debido a que comúnmente causa toxicidad. No se conoce la carencia de plomo en los seres humanos. El envenenamiento por plomo es un problema especialmente urbano y es muy importante en los niños. Puede llevar a problemas neurológicos y mentales y a anemia. La ingesta excesiva de plomo puede resultar del consumo de plomo en el hogar (de pinturas a base de plomo o tuberías de agua que contienen plomo) y de la ingesta de plomo atmosférico (de las emisiones de los automotores).

MERCURIO

No se conoce carencia de mercurio en los seres humanos. Es la ingesta excesivamente alta de mercurio y los riesgos de toxicidad. Los peces en aguas contaminadas con mercurio concentran el mineral. Existe un peligro de toxicidad en quienes consumen pescado con alto contenido de mercurio. El envenenamiento que resulta del consumo de granos cubiertos con fungicidas mercuriales, incluyen varios síntomas neurológicos y parálisis.

MANGANESO

Se considera un nutriente que ayuda en la formación de los huesos y desarrollo de los tejidos. Ayuda a formar la hormona tiroxina que es la que regula nuestro metabolismo.

También podría disminuir la cantidad de tóxicos que se ingieren a través de los antibióticos que el cuerpo absorbe. Produce en el cuerpo energía de los alimentos.

Asimismo el manganeso se ha relacionado con el buen funcionamiento de la glándula tiroidea y aporta una enzima para la actividad del metabolismo.

PICOLINATO DE CHROMIUM

Ayuda a quemar las grasas, aumenta la masa muscular, a reducir el colesterol malo; así como se ha demostrado que ayuda en el metabolismo y reduce los niveles de glucosa. También ayuda a perder grasa sin dañar el tejido.

Los Principales Minerales:

Calcio
Fósforo
Sodio
Cloro
Flúor
Magnesio
Cinc
Azufre
Potasio
Hierro
Cobre
Cobalto
Molibdeno
Níquel
Selenio
Silicio
Yodo

¿QUÉ ES LA NATUROPATÍA?

La Naturopatía no es una medicina de terapias experimentales y sin comprobación científica, tampoco se trata de una medicina de curanderos, esotérica o de ciencias ocultas. En realidad es el resultado de entender que la relación doctor y paciente tiene que ser distinta para averiguar las causas que le llevaron a la enfermedad, y evitar que ésta reaparezca.

Hay que prevenir antes que lamentar. Los naturópatas, naturalistas, nutricionistas o profesionales en la salud, no tratan los síntomas pero sí las enfermedades y sugieren terapias naturales de prevención.

Por naturaleza somos formados del polvo y por lo tanto todo lo que da la tierra es nutrición y mantenimiento para nuestros cuerpos.

REFLEXIONEMOS...

Sí, regresemos a nuestra esencia de seres humanos nutriéndonos con alimentos sanos; fibras, verduras, frutas y mucha agua. Sin preservadores, grasa y tóxicos que llenan nuestros organismos de toxinas. Eso es la terapia nutricionista preventiva. Siempre serán necesarias las medicinas y por supuesto la visita al médico para un examen. Es verdad, pero si tenemos un estilo de vida más sano habremos de enfermarnos menos y no requeriremos medicamentos. Creemos una conciencia de buena salud.

Estas son razones muy importantes para que incluyamos más frutas y vegetales crudos a nuestra alimentación diaria, el mejor regalo de la Naturaleza que Dios nos da. La fruta noni, el mangostán, el ganoderma, la moringa; la guanábana, granadas, guayabas, arándanos. Vegetales; brócoli, betabel, espinacas, apio, calabaza, algas, repollo, granos y frutos, como las cerezas, que hacen nuestra vida mejor.

Practicar el ejercicio, mantener la mente sana y el espíritu elevado y en conexión con nuestro Creador.

—

Los Productos de Soya son excelentes

Como el frijol, la carne, el aceite y el tofu, contienen varios tipos de fitoestrógenos, que pueden ayudar a prevenir el cáncer de mama y de próstata mediante el bloqueo de las mutaciones cancerígenas. Existen una serie de isoflavonas en los productos de soya, las investigaciones han demostrado que la genisteína es el mayor inhibidor del crecimiento de las células cancerosas.

Además, en la mujer producen algunos estrógenos naturales y, en el hombre, andrógenos excelentes pese a todo lo que se dice. Éste, es el alimento del futuro.

¿POR QUÉ TENERLOS EN CUENTA?...

Debemos comerlos porque son excelentes nutrientes

El jengibre ayuda a prevenir o combatir la artritis. El ajo y la cebolla ayudan a matar gérmenes en el cuerpo. El selenio para prevenir el cáncer de próstata. Acai berrys ayuda a elevar la producción de glóbulos rojos en la sangre, además han dicho que es un preventivo de la leucemia.

También el betabel (remolacha) ayuda en la anemia, combate el cansancio. El betabel es bajo en calorías y rico en nutrientes. Contiene: Potasio, vitamina C, calcio, hierro y ácido fólico; vitaminas esenciales para mantener sanas las células de nuestro cuerpo.

Tienen propiedades antioxidantes y anticancerígenas

Alga Chiorella (chiorella vulgaris)

Esta alga de célula única es rica en clorofila, la que ayuda a desintoxicar nuestro cuerpo, aún de metales pesados como el plomo, mercurio y posiblemente el fluerado.

La chiorella puede que no cure el cáncer, pero sí puede desintoxicar al organismo de estos elementos dañinos, por lo que es un poderoso vegetal de prevención.

Ayuda en la fibromialgia porque es antioxidante, desintoxicante y quimio preventivo. Es un alimento casi perfecto que ayuda al sistema inmunológico porque es rico en GABA (ácido gamma-aminobutírico). Es rica en folato, vitamina B 12 y hierro.

Alcalinos

El cáncer no sobrevive en un cuerpo alcalino. Esto es porque la mayoría de los alimentos que consumimos producen elementos alcalinos en nuestros cuerpos, lo que nos ayuda grandemente para combatirlo.

Pero el cáncer sí sobrevive en un estado ácido. De manera que… ¡Mantengamos nuestro cuerpo alcalino!

Semillas de Albaricoque

Estas semillas contienen vitamina B17 y cianuro. Claro que el cianuro es venenoso, pero al combinarse con la vitamina B17, éste es capaz de matar células cancerígenas en el cuerpo.

Es la fuente más rica conocida del agente antitumoral, sólo la enzima Beta glucosidasa, la cual está presente y es más concentrado en el aceite de albaricoque.

Camote

El camote contiene muchas propiedades anticancerígenas, incluyendo el betacaroteno, que protege el ADN en el núcleo de las células de los productos químicos que causan cáncer y afectan a la membrana nuclear.

Asimismo, el camote silvestre ayuda a la mujer a mantener un buen balance hormonal porque contiene estrógenos.

Los Tés

Las infusiones de té verde y té negro contienen poderosos antioxidantes denominados polifenoles (catequinas) los que impiden la multiplicación de las células cancerosas. El de mayor contenido de polifenoles es el té verde, seguido por el té negro, en los tés de hierbas los polifenoles son casi inexistentes.

Los Tomates

Éstos contienen licopeno, un antioxidante que ataca los radicales libres que son causantes del cáncer. Al parecer, entre más cálido es el clima mayor es la producción de licopeno en los tomates. Por otro lado, los tomates son ricos en vitamina C, poderoso antioxidante que previene el daño celular. Está comprobado que el licopeno del tomate reduce los riesgos de sufrir cáncer de mama, próstata, páncreas y el temido cáncer de colon.

Cúrcuma

Se cree que esta planta tiene propiedades medicinales, ya que inhibe la inflamación relacionada con la enzima COX-2, cuyos niveles son siempre altos en el caso del cáncer, principalmente cáncer de colon e intestino.

Regaliz

La raíz de regaliz tiene una sustancia química natural llamada 'glicirricina' que bloquea un componente de la testosterona y por ende ayuda a inhibir el crecimiento del cáncer de próstata.

Papaya

Las papayas contienen vitamina C, que funciona como un antioxidante y puede reducir la adsorción de nitrosaminas cancerígenas desde el suelo o desde los alimentos procesados.

También contiene folacina o ácido fólico, que ha demostrado reducir la displacía cervical en ciertos tipos de cáncer.

Contiene excelentes enzimas digestivas.

Frambuesas

Las frambuesas son ricas en vitaminas, minerales, compuestos vegetales y antioxidantes 'antocianinas' que protegen contra el cáncer. En propiedades preventivas del cáncer son mejores incluso que los arándanos y las fresas.

Algas Marinas

Algas y otros vegetales del mar, contienen betacaroteno, proteínas, vitamina B12, fibra, clorofila y el más importante: 'chlorophylones'. Éste último es un importante ácido graso que puede ayudar en la prevención y mejoría del cáncer de mama, y en prevenir el hipertiroidismo o el hipotiroidismo porque contienen excelentes niveles de yodo.

EL AMARANTO Y LAS ENFERMEDADES HEPÁTICAS

Contar con un hígado sano es tener al mejor guardián de nuestra salud. El amaranto es una de las principales fuentes de proteína de alta calidad, minerales, vitaminas y aminoácidos, además de poseer un elevado contenido de fibra. Por esas cualidades este alimento de origen vegetal ha sido recomendado ampliamente en pacientes con insuficiencia hepática, puesto que numerosos estudios clínicos han demostrado el poder de esta planta para controlar la encefalopatía hepática, porque el grano del amaranto posee una mayor concentración de proteínas.

Las encefalopatías hepáticas comprenden un conjunto de trastornos neurosíquicos que están en relación directa con las afecciones del hígado. Esta disfunción se observa principalmente en el curso de hepatitis víricas, tóxicas o medicamentosas, y también en el curso de la cirrosis. Por ello, es necesario tomar en cuenta los cuidados del hígado citados anteriormente, para prevenir estas enfermedades.

El hígado es responsable de llevar a cabo más de 500 funciones distintas dentro del organismo, por ello, es tan importante cuidar esta parte de nuestro cuerpo, y sobre todo consumir alimentos adecuados para el correcto funcionamiento de este órgano y así evitar enfermedades hepáticas de consideración.

Un elemento imprescindible para el hígado es el agua que constituye el 65% del peso del cuerpo humano, y es el tercer componente de nuestro organismo. Es importante recalcar que gracias al agua el organismo puede eliminar sustancias de desecho como la orina y el sudor. Así, el ser humano precisa de aproximadamente 35 gramos de agua por kilogramo de peso al día. Esta relación se incrementa en climas secos donde se establece un promedio de 1,51 gramos por kilogramo al día.

En esta tarea, el amaranto es uno de los productos de origen vegetal más completo para la alimentación humana y representa una de las fuentes más importantes de proteínas, minerales, vitaminas y aminoácidos, además de ácido fólico, niacina, calcio, hierro y fósforo. Por todas estas ventajas, el amaranto está considerado como uno de los productos más promisorios para cumplir la función de 'producto nutracéutico' o 'alimento funcional', debido a los enormes beneficios que ayudan a mejorar la salud del cuerpo humano.

De manera que el perfil de aminoácidos que contiene el amaranto sumado a la alta digestibilidad de su proteína y contenido de fibra, ayudan a las dietas especiales que deben cumplir los pacientes con insuficiencia hepática.

Las fibras alimentarias, por ejemplo, son largas moléculas químicas que pertenecen principalmente a las paredes de las células vegetales y que nuestro organismo no es capaz de digerir. Sus funciones son importantes como absorber el agua, aumentar el volumen de las heces, acelerar el tránsito intestinal, eliminar el colesterol y sales biliares, disminuir la cantidad de glucosa y ácidos grasos, eliminar sustancias cancerígenas, entre otras.

El amaranto es un producto rico en fibra, superando incluso el contenido de otros cereales comunes como el trigo, la cebada o el arroz. Un alimento balanceado que además cuenta con otro componente esencial llamado 'ácido aspártico' que ayuda a desintoxicar el hígado y contribuye a un buen funcionamiento. El ácido L-Aspártico se combina con otros aminoácidos formando moléculas capaces de absorber toxinas del torrente sanguíneo.

De esta forma, el amaranto con todas las proteínas y propiedades que posee, ayuda a contrarrestar las enfermedades hepáticas, y su uso es cada vez más recurrente.

Alto a las enfermedades, reciba su sanidad completa. Viva feliz y con gozo. Practique el ejercicio, medite en la oración y ámese a usted mismo como a su prójimo.

–

Combata Enfermedades en el Hígado

* Ictericia (coloración amarilla de pies y ojos)
* Orina oscura
* Sangrados espontáneos
* Comezón excesiva en la piel
* Dolor en la región superior derecha del abdomen
* Fatiga extrema
* Hinchazón del abdomen y piernas
* Vómito con sangre

Ictericia. La piel y los ojos del enfermo se tornan amarillentos, su orina es de color muy oscuro. No digieren bien y sus malestares son continuos.

Cabe mencionar que en algunas personas, a pesar de sufrir algún padecimiento hepático, no presentan síntomas.

¡Limpie y cuide su cuerpo!

¡MÁS QUE A SU AUTO!

Es muy importante llevar un mantenimiento corporal con hierbas y plantas curativas. Es de suma importancia para que su organismo se sienta siempre bien y así conserve su salud. De la manera como usted da mantenimiento a un auto, mucho más debe dárselo a su cuerpo.

Todo ser humano necesita vitaminas, minerales, aminoácidos, plantas y hierbas naturales, curativas. Así obtendrá una excelente nutrición y por ende una magnífica salud.

Por supuesto, no se olvide incluir en su dieta diaria frutas y vegetales. Recuerde darle mantenimiento a su cuerpo y tendrá una salud óptima, y una calidad de vida muy buena.

Consuma las siguientes plantas: Milk histle, Boldo, Cuasia y Ajenjo.

LAS MARAVILLAS DEL TÉ EN EL ORGANISMO

"Tome más té y tenga menos enfermedades", ésta no es una frase vacía o un slogan publicitario, no, es algo muy cierto.

Sólo dos tazas de té verde al día le pueden ayudar a evitar el cáncer de piel. Y esas dos mismas tazas podrían ayudar a las mujeres a prevenir el cáncer de ovario y, en general, a obtener una mejor salud.

En las personas que toman dos o más tazas de té verde al día, el riesgo de padecer enfermedades es mucho menor que en las personas que no lo toman. Los estudios indican que los polifenoles son los compuestos del té con mayores propiedades anticancerígenas. Si bien el té verde tiene un mayor número de polifenoles, el té negro contiene teaflavinas, que son un tipo particular de polifenoles con poder anticancerígeno.

Si usted desea potenciar los beneficios del té, tómelo con limón. El añadir cáscara de limón al té brinda una protección anticáncer aún mayor. Las personas que toman té verde durante el mayor periodo de tiempo parecen tener un menor riesgo de sufrir cáncer de piel, así que disfrútelo cuantas veces lo desee.

O si usted prefiere tome té de Pau D'arco (Palo de arco), jazmín, tila o anís.

Prevenga Males Cardiacos con Té

Los derrames cerebrales y los ataques al corazón ocurren cuando una arteria se obstruye ya sea por coágulos sanguíneos, por la acumulación de placa en las paredes arteriales o por ambos. Afortunadamente el té ofrece cinco formas de evitar estos procesos.

* La "activación de plaquetas" es un proceso clave en la formación de los coágulos sanguíneos. Un nuevo estudio londinense concluyó que beber té durante seis semanas reducía la activación plaquetaria.
* Las arterias rígidas y cubiertas con placa son más vulnerables a los desgarros y a las lesiones. Cuando esto ocurre, el cuerpo trata de protegerse formando coágulos de sangre. Los estudios señalan que los flavonoides naturales en el té pueden reducir la coagulación de la sangre y combatir el endurecimiento de las arterias.
* la proteína C reactiva es una señal de alerta de inflamación, que es un desencadenante clave en la acumulación de placa en las arterias. Investigaciones de la University College London indican que beber té también reduce los niveles de proteína C reactiva.
* La acumulación de placa en las arterias del cuello puede elevar el riesgo de sufrir un accidente cerebrovascular capaz de incapacitar al individuo. Un estudio francés encontró recientemente que las mujeres que toman más té tienen menos placa en estas arterias.
* Estudios han demostrado que los flavonoides pueden prevenir la oxidación del colesterol LDL en las arterias, otro ingrediente clave en la formación de cúmulos de placa. Y un reciente estudio japonés halló que el extracto de té puede reducir los niveles de colesterol total en 9% y de colesterol LDL en 12%.

A pesar de estas pruebas, otros estudios sobre el té y las enfermedades cardiacas arrojaron resultados dispares. En consecuencia, la Administración de Alimentos y Fármacos

(FDA, por sus siglas en inglés) no respalda las afirmaciones respecto que el té puede ayudar a reducir el riesgo de sufrir un ataque al corazón o un derrame cerebral. Mientras la ciencia sigue buscando respuestas, a usted no le hará daño disfrutar de unas cuantas tazas de té verde todos los días.

Tomando Té no existe Estrés

Pruebe esto; si tras un día largo y agotador se toma un momento para disfrutar de una humeante taza de té, usted podrá sentir cómo esta deliciosa bebida prácticamente diluye la tensión muscular y mental. Frente a una situación estresante, el cuerpo segrega hormonas, como el cortisol y la adrenalina, para responder a las amenazas inminentes. Estas hormonas elevan el ritmo cardiaco y provocan otros cambios radicales en el cuerpo, que le aseguran mayor fuerza, energía y lucidez mental para poder enfrentar el peligro. Pero usted no puede permanecer en esta situación de "alerta roja" durante mucho tiempo sin afectar su salud negativamente. Sin embargo, la University College of London demostró la forma como el té puede ayudar.

Los investigadores no saben exactamente cuáles son los ingredientes del té que producen este efecto, pero dicen que es aconsejable disfrutar de una taza de té inmediatamente después de un evento estresante. Beber cuatro tazas de té al día puede ayudarle a controlar mejor el estrés en el largo plazo.

Regule su Presión Arterial

Baje la presión arterial bebiendo té, cuanto más, mejor. Un estudio realizado en Australia halló que tomar té verde reduce la presión arterial diastólica y sistólica en las mujeres mayores. Por cada taza adicional de té que bebieron cada día, las mujeres del estudio bajaron la presión arterial sistólica en dos puntos y la diastólica en un punto. Estas cifras podrían parecer menores, pero pueden tener un gran impacto. Según los investigadores, si todos redujéramos nuestra presión arterial en tan sólo dos o tres puntos, el número de personas con presión arterial alta se reduciría en 17%, el riesgo de accidentes cerebrovasculares en 15%, y la probabilidad de un ataque cardiaco también sería menor.

Usted no tiene que preocuparse por la cafeína. Los expertos dicen que son los polifenoles del té los que relajan las paredes de los vasos sanguíneos y ayudan a bajar la presión arterial, de modo que basta con tomar té descafeinado.

Cómo Combatir con Té la Gripe y los Resfriados

Beba unas cuantas tazas de té de hierbas verdes todos los días para defenderse de los virus durante la temporada de gripes y resfriados. Estos pueden ser de romero, tomillo, goldenseal, equinacea, gordolobo u orégano. Un estudio efectuado por la Harvard University señala que el té puede estimular el sistema inmunitario y contribuir a la prevención de infecciones. Los investigadores creen que esto se debe a la L-teanina (L-Theanine), un compuesto del té. La L-teanina produce una reacción en cadena saludable que funciona así:

* ★ La L-teanina se descompone en el hígado en un compuesto llamado etilamina.
* ★ La etilamina capacita a los soldados inmunitarios del cuerpo, las células T gamma/delta, como una unidad de primera intervención.
* ★ Ante la amenaza de virus o bacterias, las células T mejoradas acuden a toda prisa.

★ Es entonces cuando estas células segregan una poderosa cantidad de interferón, un compuesto clave contra las infecciones.

★ Esto ayuda al sistema inmunitario a combatir con mayor ferocidad las infecciones, los resfriados y la gripe.

Pero, ¿tiene la L-teanina realmente estos efectos tras convertirse en etilamina? Los investigadores de Harvard decidieron averiguarlo. Dividieron las células T gamma/delta en dos grupos y expusieron sólo a uno de ellos a la etilamina. Luego expusieron a los dos grupos a las bacterias infecciosas. Las células que habían sido expuestas a la etilamina produjeron mucho más interferón que las no expuestas.

En una prueba similar con muestras de sangre se encontró que las células de las personas que bebieron cinco tazas de té al día durante un mes, produjeron cinco veces más de interferón. Es por esta razón que los investigadores creen que beber té puede proteger a algunas personas contra infecciones. Y si aun así se enferman, sostienen que los efectos del virus serán más leves y de menor duración que en las personas que no consumen té.

LAS BONDADES DE LAS CEREZAS...

Regulan el nivel sanguíneo

En un estudio reciente, 18 hombres y mujeres sanos comieron diariamente, durante 28 días, cerca de 45 cerezas *Bing* frescas y deshuesadas. Después de los 28 días, su nivel sanguíneo de proteínas C reactivas (PCR) cayó en 25%. Menos PCR en la sangre significa menos inflamación y un menor riesgo de enfermedades cardiacas. Estas personas también presentaron niveles más bajos de óxido nítrico, otro marcador de inflamación.

Las cerezas también contienen potasio, el cual regula la presión arterial. Otros nutrientes en la cereza, como la vitamina C y la fibra, también hacen maravillas para la salud cardiaca.

Las Cerezas...

Son Poderosas Contra el Cáncer

En una pequeña cereza, usted encontrará varias sustancias poderosas que ayudan a combatir el cáncer.

★ Las antocianinas y la cianidina, dos flavonoides que se encuentran en la cereza, han demostrado ser prometedoras para el tratamiento del cáncer de colon, en estudios realizados con animales y en estudios de laboratorio con células cancerosas humanas. Estos flavonoides frenan el desarrollo de los tumores y ayudan a detener el crecimiento de las células cancerosas del colon.

* El alcohol perílico, un fitonutriente que se encuentra en la cereza, impide el desarrollo y la progresión del cáncer. Estudios han encontrado que ayuda a tratar y prevenir el cáncer de mama, de próstata, de pulmón, de hígado y de piel.

* El ácido elágico y la quercetina, presentes en la cereza (cherry), son otros dos conocidos combatientes del cáncer, que además proporcionan fibra y vitamina C, ingredientes esenciales en cualquier dieta saludable 'anticáncer'.

Sume todas estas propiedades y tendrá la protección que le puede proporcionar la cereza contra esta temible enfermedad.

ELIMINE EL DOLOR DE LA ARTRITIS

Olvídese de tomar pastillas para tratar la artritis. Las cerezas agrias pueden ser una dulce manera de calmar el dolor de la artritis, sin los efectos secundarios típicos de los medicamentos antiinflamatorios no esteroideos (AINE). Las antocianinas, que le dan a la cereza su color rojo, contienen compuestos antiinflamatorios.

Eso explica por qué las cerezas son tan eficaces contra los trastornos inflamatorios como la artritis y la gota. En un estudio, las cerezas redujeron entre 18 y 25% las proteínas C reactivas (PCR) y el óxido nítrico, dos marcadores de inflamación.

Estas plantas medicinales le ayudan a aminorar el dolor artrítico: Corteza de Sauce, Jengibre, Tripas de Judas Fenogreco, Ajo, Uña de Gato (Uncaria Tormentosa), Goldenseal (Sello de Oro) y Equinacea (Echinacea).

–

Contra el Insomnio

Han descubierto recientemente que la cereza contiene melatonina, una hormona natural esencial para el ciclo de sueño del cuerpo. Comer un puñado de cerezas agrias antes de acostarse, puede elevar los niveles de melatonina y promover un sueño más reparador. La melatonina es además un antioxidante.

Para dormir bien se recomienda plátano con leche de soya. Asimismo, los tés de pasiflora, tila, valeriana o siete azares, son buenos para conciliar el sueño.

EL CHOCOLATE NEGRO TAMBIÉN REDUCE LA PRESIÓN ARTERIAL

Deléitese con un poco de chocolate negro y presuma que lo hace por "razones de salud". Los flavanoles del chocolate hacen que los vasos sanguíneos liberen óxido nítrico, un compuesto que los relaja. La dilatación de los vasos sanguíneos reduce la presión arterial.

Un cuadrado de chocolate negro diario, puede hacer que la presión arterial en el límite superior normal se mantenga en un rango saludable, según una nueva investigación publicada por *Journal of the American Medical Association*. Cuarenta y cuatro adultos mayores y de mediana edad con presión arterial ligeramente alta comieron un cuadrado de chocolate negro al día durante cuatro meses y medio. A diferencia de estudios anteriores, en éste se utilizó chocolate negro normal, comprado en tienda, no un chocolate especial elaborado en el laboratorio. Sorprendentemente, con el chocolate comprado en la tienda se lograron buenos resultados. Al inicio del estudio, el 86% de las personas sufrían hipertensión clínica, pero al final del estudio sólo el 68% lo estaban. Los demás participantes redujeron su presión arterial lo suficiente como para estar en el rango "normal".

Evite comer demasiado chocolate si es diabético o está en sobrepeso

La pequeña cantidad de chocolate negro que comieron los participantes de este estudio sólo ascendía a 30 calorías diarias. Un análisis de cinco estudios mostró que el cacao reduce la presión arterial casi tan bien como los medicamentos estándar, como un betabloqueador o un inhibidor de la ECA. En promedio, el cacao redujo la presión arterial sistólica en 4.7 mm Hg y la diastólica en 2.8 mm Hg. Esto podría reducir el riesgo coronario en 20% y el de un ataque cardiaco en 10%.

Las personas con presión arterial alta tienden a experimentar las mayores reducciones y mayores beneficios. Otros estudios indican que los adultos mayores obtienen más beneficios que los adultos jóvenes. Pruebe por las noches tomar una taza de cacao caliente, o esa porción de pastel de chocolate, por un cuadrado de chocolate negro.

AGILICE SU MENTE CON SABOR

¿No recuerda dónde dejó sus llaves? Coma un poco de chocolate negro. El cacao le da un impulso al cerebro que está envejeciendo, posiblemente al aumentar el flujo de sangre a la materia gris. En ratas, extractos de cacao en polvo mejoraron la función cerebral y extendieron su tiempo de vida. En adultos sanos, quienes consumieron cacao rico en flavanoles durante cinco días, mostraron más actividad cerebral.

Los flavanoles en el chocolate y el cacao hacen que los vasos sanguíneos liberen óxido nítrico, el cual previene que las plaquetas se adhieran entre sí y se aglutinen. Esto evita la formación de coágulos de sangre.

Los flavonoides, el grupo de compuestos al cual pertenecen los flavanoles, parece que ayudan a acabar con la inflamación en el cuerpo. Los estudios vinculan la inflamación a un riesgo mayor de sufrir un ataque cardiaco y al endurecimiento de las arterias.

Los chocolates comprados en tiendas no son muy buenos, pues contienen demasiado azúcar y muy poco cacao.

LA CANELA Y SUS PROPIEDADES

¿Cómo bajar los niveles de glucosa en la sangre, con sabor? Algunas investigaciones muestran que tomar té de canela podría ayudar a controlar el azúcar en la sangre. Uno de los primeros estudios encontró que las personas con la diabetes tipo 2 que bebieron tres tazas de té de canela al día, redujeron sus niveles de azúcar en la sangre en un promedio de 20%.

Los expertos creen que esto se debe a un antioxidante en la canela llamado polímero de chalcona hidroximetilo (MHCP, por sus siglas en inglés). El MHPC parece actuar de forma similar a la insulina, ya que ayuda a las células a absorber glucosa como deberían hacerlo. Sin embargo, no todas las investigaciones han probado que la acción de la canela ayuda a reducir los niveles de azúcar en la sangre. Los expertos están tratando de averiguar por qué. Tal vez, las diferentes condiciones de las personas estudiadas.

Hay otros tés de hierbas como chaya, matarique, cuasia, cola de caballo, yacón fenogreco y wereke, que ayudan en la reducción de azúcares en la sangre de manera natural. Use Stevia en lugar de azúcar o miel.

Evite comer las frutas con alto nivel de azúcar: Sandía, mango, naranja, plátano y ciruela. Así como otros alimentos con alto contenido de azúcares y almidones, como las papas, el arroz, los camotes, las zanahorias y el betabel (remolacha).o cómalas, pero en pocas cantidades.

¿Hay dos tipos de canela?

Sí, los dos tipos básicos de canela son: La canela Cassia o "canela de Indonesia", que es la variedad que en los estudios mostró ser útil para el control del azúcar en la sangre. Hay también la canela de Ceilán, también llamada "verdadera canela", que se cultiva mayormente en el Sudeste Asiático y contiene poca o ninguna cumarina. Tiene un sabor más afrutado que la canela Cassia y es más cara.

Salud cardiaca con sazón

Baje el colesterol alto y la presión arterial alta "a cucharaditas". Sí, a cucharaditas de canela. La razón es que la canela está repleta de antioxidantes y manganeso, importantes para mantener el corazón contento. La canela funciona de esta manera:

Regula el colesterol malo

La canela puede ayudar a mantener alto el nivel de de "colesterol bueno" (HDL) y bajo el nivel de "colesterol malo" (LDL). Un estudio realizado en 60 personas con diabetes tipo 2 mostró que tomar apenas media cucharadita de canela (puede ser mezclada en un licuado) a diario, redujo los niveles de colesterol LDL, de colesterol total y triglicéridos.

El alto contenido de antioxidantes en la canela puede explicar el poderoso impacto que tiene sobre el colesterol. Los antioxidantes en los alimentos imponen un límite al colesterol LDL, lo que evita su oxidación y que haga más daño al sistema. Usted obtendrá más poder antioxidante de una cucharadita de canela que de dos tazas de uvas rojas, otras potencias antioxidantes.

También controla la presión arterial

Una cucharadita de canela tiene además alrededor de un cuarto del requerimiento diario de manganeso. El manganeso es un oligoelemento que impide la contracción de los vasos sanguíneos que podría elevar la presión arterial. Investigadores pusieron esta idea a prueba en el laboratorio, empleando ratas a las que se les dio ya fuere una dieta alta en azúcar o una dieta normal. Se encontró que, en ambos grupos, las ratas que recibieron canela entera o extracto de canela todos los días, tenían una menor presión arterial.

Además de bajar la presión, el manganeso en la canela podría defender a los huesos de la osteoporosis. Así que dele a su corazón y a sus huesos una cucharadita de buena salud.

Viaje feliz y con buen aroma

Manténgase siempre alerta y feliz detrás del volante de su auto. Incluso en viajes largos, lleve el dulce aroma de la canela en su auto; ya sea en un *sachet* perfumado o en popurrí, y así usted será un mejor conductor.

Eso es lo que los investigadores de West Virginia comprobaron cuando estudiaron el efecto del olor de la canela y la menta en los conductores. La canela y la menta ayudan a que los conductores se mantengan alertas y concentrados en la carretera y evitan que se frustren cuando las cosas salen mal. La menta además reduce la fatiga y la ansiedad en los conductores. Si el popurrí no es realmente lo suyo, pruebe la goma de mascar de canela o de menta en su próximo viaje por carretera. O tome té de menta o de canela.

¡LAS MARAVILLAS DE LA MORINGA!

Bien, la Moringa es 100% orgánica. Es un árbol originario de la India, cuyo nombre más popular dentro de las 13 especies que existen, es el de Moringa Oleífera y cuyas propiedades curativas y nutricionales no dejan de sorprender a los científicos que se han encargado de analizar los beneficios de ésta.

Sus beneficios nutricionales:

La Moringa es una planta increíble que alguien haya estudiado, está cargada con nutrientes, antioxidantes y proteínas. Moringa es una fuente natural de calcio, potasio, vitamina A, B, C, E, antioxidantes, flavonoides y nutrientes.

La Moringa estimula los niveles de hemoglobina en la sangre y refuerza el sistema inmunológico, ayuda a combatir problemas de la piel, a mantener la presión arterial, ayuda en las úlceras gástricas y calma el sistema nervioso.

Beneficios que la fantástica Moringa otorga. A continuación veamos cuáles son éstos:

* Ayuda en la circulación de la sangre
* Mejora la energía y la resistencia
* Es rico en antioxidantes
* Promueve el metabolismo
* Nutre la memoria
* Tiene propiedades antiinflamatorias
* Ayuda al funcionamiento del hígado y de los riñones
* Posee alto contenido de vitaminas y minerales
* Promueve la estructura celular del cuerpo
* Da apoyo nutricional a los ojos y el cerebro

EL PODER DEL BETACAROTENO

El mayor preventivo anticáncer son los antioxidantes. Gracias a su gran potencia antioxidante, el betacaroteno también puede proteger contra otros tipos de cáncer, entre ellos; el cáncer de esófago, de hígado, de páncreas, de colon, de recto, de próstata, de ovario y de cuello uterino.

Las personas con un nivel bajo de antioxidantes en la dieta o en el torrente sanguíneo tienen más probabilidades de desarrollar ciertos tipos de cáncer. En comparación, las personas que comen abundantes frutas y verduras, reducen este riesgo a la mitad.

Más vale prevenir que lamentar. Protéjase desde ya con las fuentes naturales del betacaroteno, mismas que pueden ustedes hallar en el brócoli, las zanahorias, calabazas, espinacas, melón, entre otros.

★ Como vitamina A, el betacaroteno normaliza la manera en que su organismo procesa la proteína beta-amiloide. La ruptura de este proceso es uno de los culpables detrás del mal de Alzhéimer.

★ Como antioxidante, el betacaroteno estimularía la función cerebral y la supervivencia de las células del cerebro, y mejoraría la comunicación entre ellas. También puede hacer al cerebro más resistente a los efectos tóxicos de la acumulación de beta-amiloides en las células. Ciertas investigaciones indican que los antioxidantes, en particular el betacaroteno, pueden proteger contra el deterioro mental de las personas con el gen APOE 4, el "gen del Alzhéimer".

Ahora bien, los hombres que obtuvieron betacaroteno adicional de manera regular durante 15 años, tuvieron un rendimiento ligeramente superior en las pruebas de función de cerebral que los que no lo hicieron, sobre todo en las pruebas de memoria verbal que ayudan a predecir el riesgo de demencia.

Los investigadores dicen que aun pequeñas diferencias como ésta, afectan significativamente el riesgo de demencia. Sin embargo, los investigadores no saben bien por qué, pero las personas con niveles sanguíneos más altos de betacaroteno tienden a tener menos lesiones en la sustancia blanca cerebral, lesiones que predicen el Alzhéimer. El mango, la papaya, los espárragos, las calabazas de invierno, el *bok choy* e, incluso, los paquetes de verduras mixtas congeladas son excelentes fuentes de fitoquímicos salvadores del cerebro, pero es aconsejable comer fresas frescas y si son recién cortadas, es mucho mejor.

¿Y en la mujer?

En la mujer, la cantidad de carotenoides que tiene en la sangre ahora, predice directamente cuánta interleucina-6 tendrá en el futuro. Cuanto más bajo es el nivel actual de carotenoides, mayor será el nivel interleucina-6 con el tiempo. Un nivel bajo de carotenoides también predice debilidad muscular y discapacidad severa para caminar en las mujeres mayores.

Por otro lado, niveles altos de betacaroteno y de otros carotenoides en la sangre, gracias a una alimentación con abundantes frutas y verduras, resultarán en una mayor fuerza de agarre, así como en una mayor fuerza en las caderas y en las rodillas en las mujeres mayores.

Los niveles de carotenoides están directamente vinculados a la cantidad de frutas y verduras que consumimos. De hecho, destacados expertos sostienen que comer más frutas y verduras puede ayudar a prevenir la discapacidad en la vejez. Así que empecemos a comer más de los alimentos que pueden asegurarnos una vida activa e independiente.

¿SABÍA USTED QUE EL PICANTE MITIGA DOLORES?

Un plato de comida picante o picosa, puede que sea lo más indicado para menguar los molestos dolores como el de la artritis, de espalda, de herpes zóster y la neuropatía diabética. ¿Cómo?... Pues resulta que la capsaicina, el compuesto que le da al chile su sabor picante, es un poderoso analgésico. Es tan potente que las compañías farmacéuticas incluyen capsaicina en las frotaciones para aliviar el dolor. Cuando uno le aplica una crema de capsaicina a la piel, los nervios liberan una sustancia química conocida como "sustancia P", que le dice al cerebro que debe sentir dolor. Con cada aplicación de capsaicina los nervios liberan más sustancia P, pero como no tienen una cantidad ilimitada de sustancia P, a la larga ésta se agotará, así que si no hay sustancia P, no habrá dolor. Aplicar crema de capsaicina con regularidad a una zona específica, puede gradualmente adormecer el dolor articular de la artritis o la neuropatía de la diabetes y el herpes zóster. Sin embargo, el compuesto no es una cura para la afección subyacente. Simplemente evita que usted sienta dolor.

La capsaicina no es la primera opción de tratamiento para la mayoría de las personas. Funciona mejor junto con otros analgésicos o cuando ya nada más funciona. Los expertos dicen que la capsaicina alivia el dolor de los nervios (herpes zóster, diabetes) mejor que el dolor muscular (lesiones en la espalda, por ejemplo). Hay quienes informan haber obtenido alivio en casos de artritis en la rodilla y de la mano. Estos consejos pueden ayudar a potenciar los beneficios de la capsaicina:

* Use guantes de látex o de goma cuando se aplica la crema para evitar que entre en contacto con sus manos o sus ojos.
* Aplíquese la crema frotando sobre la piel hasta que se absorba totalmente.
* Déjela sobre las manos durante 30 minutos en casos de artritis de la mano. Después lávese las manos con agua tibia, si lo desea.
* Aplique capsaicina tres o cuatro veces al día para un mejor resultado y para evitar que los nervios se reabastezcan de sustancia P.
* Empezará a sentir alivio de la artritis después de una o dos semanas de tratamiento continuo y de la neuralgia después de dos a cuatro semanas.

La capsaicina puede arder y picar al principio, pero esta sensación desaparece a medida que se agotan las reservas de sustancia P. Únicamente una de cada tres personas experimentan efectos secundarios. Consulte con su proveedor de salud si después de un mes de tratamiento el dolor persiste.

Cayenne – Picante

La capsaicina ayuda a aniquilar las células cancerosas, también ayuda al revestimiento del estómago. Asimismo, la capsaicina ayuda en las úlceras y, contrariamente a lo que se piensa, también ayuda en las hemorroides.

Alivio para la Psoriasis

Además de calmar el dolor de la psoriasis, las cremas de capsaicina pueden ayudar a tratarla. La aplicación de cremas potentes, que contenían 0.025% de capsaicina mejoró la comezón, el enrojecimiento y la descamación en personas que sufrían de psoriasis. Puede que calme otras afecciones de la piel, en particular aquéllas que producen picazón, además de aliviar el dolor articular provocado por la artritis psoriásica.

Mitiga el Ardor Estomacal

El chile, pimiento, picante o ají, pareciera ser la causa y no la cura de la indigestión, pero en realidad, este alimento picante puede ser un remedio para la hinchazón, el dolor, las agruras o acidez estomacal y las úlceras.

Cierto, estabiliza el estómago. El chile o pimiento picante puede aliviar la indigestión de la misma manera que calma el dolor de la artritis: agotando las reservas de la sustancia P. Como ejemplo, sazone sus comidas con pimiento rojo picante y poco a poco acabará con toda la sustancia P en el estómago. Menos sustancia P equivale a menos indigestión.

Los participantes de un estudio que consumieron pimiento rojo picante el polvo diariamente, se sintieron mejor después de tres semanas, con menos dolor estomacal y náuseas después de comer. Cerca de la mitad dijeron que sus síntomas empeoraron durante la primera semana de tratamiento y que después mejoraron progresivamente, un patrón con la capsaicina. Usted puede obtener los mismos resultados agregando a sus comidas pimienta de Cayena o chile en polvo. Utilice un cuarto de cucharadita en el desayuno y media cucharadita en el almuerzo y otra en la cena.

Alivia las Agruras

El sentido común le dirá que se mantenga alejado de los chiles picantes si usted sufre de agruras o acidez estomacal. Pero el uso regular de salsa picante mejoró los síntomas de acidez en los participantes de un estudio, ya que la capsaicina hizo que se agotara la sustancia P en el esófago. La capsaicina también parece reducir la cantidad de ácido que el estómago segrega. El problema es que con este tratamiento la acidez empeora antes de mejorar.

Protéjase Contra las Úlceras

En vez de agravar las úlceras o causarlas, la capsaicina puede ofrecer protección contra ellas. Al parecer, bloquea los medicamentos antiinflamatorios impidiendo que dañen el revestimiento del estómago, lo que puede resultar en hemorragias y úlceras estomacales. La capsaicina parece proteger este revestimiento, posiblemente previniendo las "microhemorragias" en el estómago y aumentando el flujo sanguíneo hacia el revestimiento protector.

El Picor que Adelgaza

Adelgazar puede ser tan fácil como agregarle un toque picante a sus comidas. La pimienta de Cayena, el chile habanero, el ají amarillo y el jalapeño contienen el fiero compuesto picante de la capsaicina. Los expertos solían creer que la capsaicina podía ayudar a comer menos. Esto es cierto en el corto plazo. Ratas alimentadas con una dieta que lleva pimiento rojo picante comen menos los primeros días, pero diez días más tarde vuelven a la cantidad normal. Aunque el efecto que tiene sobre el apetito pueda no durar, la capsaicina ayuda a mantener la figura y a prevenir enfermedades relacionadas con la obesidad de dos maneras importantes:

* Aumenta la cantidad de calcio en las células grasas jóvenes. Niveles altos de calcio frenan el crecimiento

de las células grasas. Ratas alimentadas con una dieta alta en grasa y con capsaicina no aumentaron de peso, mientras que aquellas que recibieron la misma dieta, pero sin capsaicina, se volvieron obesas.

★ Aumenta la cantidad de adiponectina en las células grasas. Este compuesto químico le protege contra complicaciones relacionadas con la obesidad, como la inflamación, la ateroesclerosis y la diabetes.

Los expertos dicen que la cocina típica de México, Tailandia o India, que lleva mucho chile picante, proporcionaría suficiente capsaicina para obtener estos beneficios. Aventúrese a experimentar y póngale picante a sus comidas. No tiene nada que perder... ¡Sólo el peso que le sobra!

DECRETE, TENGA FE, CONFÍE Y RECIBA EL...

Balance de Vida

* Medite y practique la oración.
* Caminar le ayuda a mantener su salud de manera óptima.
* Consuma frutas y verduras.
* Pensar positivo le da bienestar.
* El ejercicio le mantiene en perfectas condiciones de salud.
* El perdón le libera.
* Los vegetales son una bendición para su cuerpo.
* Los suplementos naturales son excelentes.
* El Omega 3-6-9 es magnífico.

Cómo combatir el daño al ADN

El daño oxidativo se va acumulando con el paso de los años, pero no tiene por qué ser así. Un interesante estudio publicado en la revista *American Journal of Clinical Nutrition* halló que, en las mujeres mayores, simplemente comer la combinación adecuada de alimentos durante 15 días, puede contrarrestar el daño oxidativo al ADN. Según la investigación, esto es lo que se necesita comer todos los días:

* 1/4 de taza de espinacas crudas
* 1/3 de taza de zanahoria mediana o 1/4 de taza de calabaza común

★ Un tomate (rojo) mediano o 3/4 de cucharada de jugo de tomate

La poderosa combinación de carotenoides en estos alimentos fue suficiente para proteger las células del daño al ADN.

Recuerde acompañar estos alimentos con un toque de grasa vegetal para obtener el máximo provecho de estos compuestos.

–

Remedios Para Remover las Piedras

Tomar en ayunas, durante 21 días, el jugo de 3 limones, mezclado en la misma cantidad con agua. Tome después una cucharada de aceite de oliva y una pizca de bicarbonato de sodio.

Plantas para las Piedras en la Vesícula. Cálculos Biliares o Renales. Terapia para Eliminarlas en "Arenillas".

Azafrán
Cardo Mariano
Artemisa
Cúrcuma
Jengibre
Romero
Tlaxchinole
Chancapiedra

SÉ UNA PERSONA MUY AFECTIVA

Ama a tu familia y a ti mismo. Fomenta practicar alguna actividad con ellos, como caminar, nadar, danzar o bailar, montar en bicicleta o realizar cualquier otro deporte. Es muy bueno para la salud física, mental y espiritual.

Consuman comidas sanas y nutritivas. Las fibras integrales son granos enteros, así como nueces y semillas, frutas y verduras, todas en conjunto son excelente fibra natural que limpia el cuerpo y el tracto digestivo los intestinos (colon).

¡Alerta a Cualquier Edad!

Los cereales integrales, especialmente el salvado, están llenos de fibra, potasio y magnesio, nutrientes conocidos por ayudar a controlar la presión arterial. Una gran noticia para las personas de más de 70 años, ya que la presión arterial alta les podría causar deterioro mental. Por un lado, estudios asocian la presión arterial alta con el desarrollo de placas cerebrales, nudos neurofibrilares y reducción de la masa cerebral, característicos del mal de Alzhéimer. Y por el otro, la presión arterial alta duplica el riesgo de demencia vascular.

La solución sencilla es consumir alimentos que, como los cereales para desayuno, ayudan a bajar la presión arterial. Los expertos dicen que el control de la presión al envejecer puede ayudar a conservar el poder mental y la memoria.

La fibra es fabulosa

Sí, la fibra de salvado por ejemplo, ablanda las heces fecales, agrega volumen y acelera su paso por el colon.

Las mujeres con trastornos del suelo pélvico y las personas que consumieron cereal con alto contenido de fibra cada día (14 g de fibra por media taza) lograron aliviar el estreñimiento y necesitaron menos laxantes que quienes no lo consumieron. Los expertos dicen que un menor esfuerzo durante las evacuaciones también puede reducir el riesgo de sufrir prolapso uterino y evitar su recurrencia.

LO IMPORTANTE DEL CALCIO EN LA FORMACIÓN DE HUESOS

Los huesos necesitan algo más que sólo calcio. También están hambrientos de otros nutrientes, como la vitamina C, para mantenerse fuertes y evitar parecerse a un queso suizo con agujeros, tal como puede lucir el tejido óseo después del daño de la osteoporosis. Aliméntese bien para defenderse de esta enfermedad relacionada con el envejecimiento, que puede hacerle perder estatura y predisponerle a sufrir fracturas de hueso.

Comer más fruta puede ayudar. Las personas mayores que comen más frutas, verduras y cereales tienen huesos más densos que aquellas que prefieren la carne, los pasteles o las golosinas. Huesos densos significan que usted no está en camino de sufrir osteoporosis. Investigadores encontraron que las ratas que bebían jugo de naranja o toronja todos los días, tenían huesos más densos que aquellas que no bebían el jugo. Ellos creen que los antioxidantes de los jugos de fruta previnieron el daño en los huesos de las ratas.

Pruebe el jugo de uva 100% natural para obtener, en un solo vaso, una protección completa para los huesos y las articulaciones. Un vaso de 8 onzas de jugo de uva ofrece el 35% de la ingesta diaria recomendada de calcio, el 25% de la ingesta de vitamina D y el 120% de la vitamina C. Esa es una cantidad extraordinaria de protección ósea en un solo vaso. O un vaso de leche de soya o de almendras, así como un jugo de espinacas, brócoli y berro, altos en calcio. También consuma jugos de vegetales verdes.

No permita el adelgazamiento óseo

Puede ser bueno para el corazón, pero malo para los huesos. El chocolate contiene oxalatos, que impiden que el cuerpo absorba calcio y azúcar, lo que puede hacer que usted pierda calcio a través de la orina. En un reciente estudio, las mujeres que disfrutaban del chocolate todos los días, tenían una densidad ósea menor que las que casi no lo comían. De otro lado, las amantes del chocolate pesaban menos y tenían un IMC menor.

En conclusión; el chocolate puede ayudar al corazón, a la piel, al cerebro y a la presión arterial. Pero si usted está en riesgo de sufrir osteoporosis, o si ya tiene la enfermedad, tal vez no le sea conveniente comer mucho chocolate. Considere los riesgos y consulte a su proveedor de salud.

REFUÉRCESE EN SU BATALLA CONTRA LA ARTRITIS

La vitamina C y otros antioxidantes protegen las articulaciones al ayudar a formar y reparar el cartílago. El cartílago es un tejido resbaladizo que evita la fricción y el desgaste de los huesos en las articulaciones, pero que se deshace cuando se tiene artritis. Los antioxidantes en los alimentos también combaten la inflamación articular que puede presentarse con la artritis.

Investigadores en Australia descubrieron que las personas que comen más frutas y más alimentos con vitamina C tienen menos probabilidades de desarrollar artritis en la rodilla. Para ello estudiaron durante 10 años a un grupo de casi 300 adultos de mediana edad que consumían en promedio 218 miligramos (mg) de vitamina C al día. Eso es más del doble de la ingesta diaria recomendada de 75 mg para mujeres y 90 mg para hombres. Usted puede obtener la cantidad recomendada bebiendo tres vasos de jugo de naranja o comiendo tres toronjas al día. O bien consumiendo el jugo de limón, que es un cítrico alcalino.

Excelentes limpiadores son los limonoides

Los cítricos cuentan con aproximadamente 40 tipos de estos fitoquímicos naturales, que dan a las frutas su agradable aroma y su sabor ligeramente amargo. Ellos ayudan a estimular la enzima GST para que desintoxique los compuestos nocivos, convirtiéndolos en sustancias menos peligrosas y solubles al agua. Éstas son luego eliminadas del cuerpo, evitando la formación de tumores. Usted obtendrá la mayor cantidad de limonoides de los jugos de naranja, toronja y limón.

El folato es favorable

Los cítricos, en particular la naranja, rezuman esta importante vitamina B. Ésta es una buena noticia ya que el folato puede proteger contra el cáncer de colon, especialmente a las personas con antecedentes familiares. Los expertos afirman que el folato —o ácido fólico, que es la forma de la vitamina en los suplementos—, aumenta los aminoácidos del cuerpo, para evitar los cambios genéticos que podrían causar tumores. Dos vasos de 8 onzas de jugo de naranja le proporcionan la mitad de sus necesidades diarias de folato y son un buen comienzo en la protección contra el cáncer de colon.

El jugo protege articulaciones y huesos

Los cítricos contienen una infinidad de antioxidantes que defienden las articulaciones y los huesos a medida que se envejece.

LA IMPORTANCIA DE LA BOCA

En la boca empieza la digestión y es por medio de los dientes que trituramos los alimentos que comemos. Así comienza la digestión, pues se forma una masa con la saliva que es segregada por las glándulas salivales.

Cuidado Bucal

Un buen estilo de vida empieza en la boca con un buen cepillado de dientes, 3 o 4 veces al día, para mantener una excelente higiene bucal y un cuerpo saludable.

Porque todo lo que comemos entra por la boca, debemos usar un buen enjuague bucal natural que consiste en una cocción preparada en casa:

Ponga 4 o 5 clavos de olor en 2 tazas de agua; deje hervir por 10 minutos y luego de apagar el fuego deje enfriar la cocción. Agregue una cucharada de vinagre (preferentemente de manzana) y una cucharada de sirope, que es un endulzante natural, o use Stevia. Vierta la mezcla en un frasco de vidrio y manténgalo en el refrigerador. Éste es un muy saludable enjuague bucal que ayuda a mantener una buena dentadura; o use el enjuague bucal que acostumbra.

Puede agregar una tintura de (sangre de grado o de drago) que es una planta cicatrizante y es excelente para la gingivitis, encías que sangran o diente flojos.

Así mantiene su dentadura y su salud en óptimas condiciones.

No más caries y tendrá... ¡Una Linda Sonrisa con Flúor!

Las caries echan a perder lo que puede ser una bella sonrisa. Las caries se originan cuando una película de bacterias, llamada placa, permanece sobre el diente durante demasiado tiempo. Estas bacterias producen ácidos que erosionan los dientes causando las caries. Por suerte, tanto el té verde como el té negro contienen el mismo flúor que la pasta dental. Las hojas acumulan flúor de la tierra donde crece la planta de té. Sin embargo, el té negro tiene cinco más flúor que el té verde. Y usted puede obtener aún más si opta por el té descafeinado ya que el proceso de descafeinización agrega flúor.

El azúcar que se añade al té puede tener efectos nocivos sobre los dientes; algunos estudios señalan que el flúor puede contrarrestar estos efectos. El flúor también puede reducir los niveles de acidez en la superficie dental, lo que disminuye la probabilidad de erosión dental y de desarrollar caries. Esto hace que el té sea una estupenda opción para la salud bucal.

Estudios indican que la poderosa protección de los polifenoles en el té negro puede reducir tanto la cantidad de placa bacteriana en la boca, como la cantidad de ácido que producen.

LA NARANJA PROPICIA
SONRISAS BLANCAS

Los cítricos son famosos porque tienen gran cantidad de vitamina C. Esta vitamina combate el resfriado y la gripe al fortalecer el sistema inmunitario. También ayuda a la visión y, al combatir la inflamación, previene las enfermedades cardiacas y el derrame cerebral. La vitamina C o ácido ascórbico, también es importante para mantener los dientes y las encías saludables, tal como lo descubrieron los antiguos marineros británicos cuando navegaban durante meses, sin llevar frutas ni verduras frescas. Sus dientes se aflojaban, sus encías sangraban y muchos morían. Finalmente aprendieron a llevar consigo jugo de limón verde y de otras frutas cítricas, ganándose el apodo de *"limeys"*.

Resulta que la vitamina C de los cítricos previene el escorbuto. Incluso en la actualidad las personas contraen esta enfermedad si no obtienen suficiente vitamina C, aunque en los países desarrollados sólo suelen contraerla las personas mayores que no tienen una alimentación variada. El escorbuto puede hacer que sangren las encías, que las heridas no se curen y que uno se sienta cansado e irritable.

Pero antes de que eso ocurra, la falta de vitamina C puede acelerar la gingivitis, que es una enfermedad de las encías. La vitamina C ayuda al cuerpo a producir colágeno, importante para el tejido conectivo, como los huesos y la dentina, que es la parte de los dientes que se encuentra debajo del esmalte. Sin suficiente vitamina C no se curan las pequeñas lesiones en la boca, como las de la gingivitis, cuando la placa acumulada causa irritación por debajo de la línea de las encías. Si las lesiones empeoran se pueden convertir en periodontitis, una forma más grave de enfermedad de las encías con focos de infección que puede provocar la pérdida de dientes.

Otro estudio encontró que las personas con periodontitis que comían dos toronjas al día lograban elevar sus niveles de vitamina C en tan sólo dos semanas. También les sangraban menos las encías, posiblemente debido a que la vitamina C se vale de su poder antioxidante para reducir la inflamación. No se requiere una 'mega dosis' de vitamina C para evitar este mal de las encías. Usted puede reducir su riesgo con sólo 180 miligramos (mg) al día. Eso se obtiene bebiendo dos tazas de jugo de naranja, o comiendo dos naranjas, dos toronjas y media o seis mandarinas. Pero no olvide que también puede obtener vitamina C de alimentos como las verduras de hoja verde oscuro, el brócoli y los pimientos dulces.

Las Bondades de la Naranja Roja

La naranja roja contiene tres fitoquímicos, o compuestos químicos vegetales, que la distingue de las demás naranjas. Su llamativa tonalidad carmesí proviene de las antocianinas, las sustancias que dan color a la cereza y algunas otras frutas de color rojo oscuro y azul.

Las antocianinas son poderosos antioxidantes y se cree que retardan el crecimiento de las células cancerosas. Los expertos opinan que estos compuestos pueden ser más eficaces en los tipos de cáncer que afectan el tracto digestivo, adonde pueden llegar, ya que no es mucho lo absorbido por la sangre.

Algunas antocianinas también pueden ayudar a proteger los ojos de la degeneración macular, una afección que puede causar la pérdida de la visión. Por último, usted no puede obtener antocianinas de la naranja común.

Esta fruta de reciente popularidad también puede presumir de contener un compuesto químico vegetal recién descubierto:

la herperidina. En estudios realizados con animales se ha demostrado que este compuesto, que pertenece al grupo de fitoquímicos conocidos como flavononas, puede reducir la presión arterial alta y el colesterol alto.

La herperidina se concentra en la cáscara y en la pulpa, de modo que comer la fruta le brindará más beneficio que simplemente beber el jugo. Pero ésta debe ser naranja roja.

¡VIVIR A PLENITUD!

Para vivir una vida completamente sana, positiva, saludable y libre de enfermedades, nuestro cuerpo está diseñado y formado maravillosamente, de hecho está constituido para no padecer enfermedades y vivir saludablemente. Pero por desgracia desobedecemos unas reglas que son básicas para conservarnos sanos.

Por eso es muy importante darle a nuestro organismo las herramientas que necesita para que él haga sus funciones como debe de hacerlas, de la mejor manera.

Eso lo podemos lograr comiendo saludablemente, practicando el ejercicio y manteniendo una mente positiva y un espíritu conectado al Creador.

Cambie su estilo de vida

* Coma siempre a la misma hora. No deje pasar mucho tiempo sin comer lo indicado y saludable. Para mantenerse bien y en forma, debe usted comer de 5 a 6 veces al día en pequeñas porciones.
* Entre comidas, sólo tome agua o té.
* Trate de evitar comer: Dulces, azúcar, miel, jarabe dulce, jalea, conservas, pan dulce, pasteles y sodas (refrescos).
* Consuma pocas cantidades de aceite o grasa. Evite comer los alimentos fritos, es preferible hornearlos. Trate de comer los vegetales crudos, tienen mayores nutrientes y son muy saludables. Lávelos con abundante agua y unas gotas de vinagre de manzana.
* Consuma más alimentos de origen vegetal, en vez de comer más de origen animal.

★ Practique ejercicios, camine por lo menos 30 minutos, dance o nade diariamente.

Manera de hacerlo:

★★Para mantener su buena energía por las mañanas, consuma: Cereales integrales. Leche de soya, de coco, de almendras o de arroz. Tome tés de hierbas naturales, aguas naturales de frutas o un 'licuado verde': Apio, perejil, espinacas, un trozo de piña, media manzana y semillas de chía.

★★Durante el día consuma vegetales como nopales y verduras. Frijoles, garbanzos y habas. Tortillas de maíz o de nopal. Las ensaladas son muy importantes.

★★Para la tarde consuma carnes blancas sin piel: Pollo o codorniz, o bien pescado como; atún, salmón, trucha, tilapia, etc. Si va a consumir mariscos, evite los camarones y los ostiones, los mariscos de concha son altos en colesterol.

★★Consuma grasas saludables: Aceites de oliva, uva, soya, ajonjolí, coco o vegetales.

★★Alimentos que puede consumir a cualquier hora del día: Apio, acelgas, aceitunas, berros, berenjenas, brócoli, calabazas, chayotes, cebolla, cilantro, chiles (todos), col, coliflor, ejotes, espárragos, espinacas, flor de calabaza, hongos, lechuga, limón, nabo, nopal, rábano, repollo, perejil, tomate, verdolagas, pepinos, jícamas y algas (kelp).

ADÁPTESE A SU NUEVO ESTILO DE VIDA

★ Evite los productos de origen animal, los alimentos procesados, el azúcar y los refrescos endulzados o harinas refinadas.

★ Utilice algas marinas o espirulina, especialmente cuando esté ayunando. La espirulina es un alimento naturalmente digerible que ayuda a proteger el sistema inmunológico. Aporta muchos nutrientes necesarios para purificar y curar.

* Los empastes dentales de amalgamas de mercurio se han relacionado con el debilitamiento del sistema inmunológico. Los metales tóxicos debilitan el sistema inmunológico. El análisis del cabello es útil para comprobar si existe intoxicación por metales pesados.

* El estado mental de la persona puede afectar a su sistema inmunológico. Una actitud mental positiva es importante para fortalecer el sistema inmunológico.

* Investigaciones han revelado que la hormona dehydroepiandrosterone (DHEA) puede mejorar el funcionamiento del sistema inmunológico.

SI DESEA ESTAR SANO Y LIBRE DE ENFERMEDADES, CONSUMA PRODUCTOS NATURALES COMO

Alimentos altos en Calcio:

Brócoli
Ajonjolí
Almendras
Espinacas
Acelgas
Leche de soya o de almendras
Pescado
Mariscos
Nueces y avellanas
Cebolla
Berros
Repollo

CUANDO HAY DEFICIENCIA DE COBRE

El cobre es esencial para el buen funcionamiento del cuerpo pues cuando hay carencia los glóbulos blancos del torrente sanguíneo no alcanzan para su acción de evitar infecciones. Cuando el organismo no tiene la cantidad de cobre que requiere, la producción de hemoglobina baja y se presenta la anemia, ya que en ese lapso también habrá deficiencia de hierro.

El cobre es inminente en la producción de colágeno y elastina, que son las vías encargadas de transporte del oxígeno y metabolizar los ácidos grasos. Un bajo contenido de cobre en los niños puede alterar el crecimiento natural de los tejidos pulmonar, óseo y nervioso.

Este sistema está capacitado para mantener un registro de antígenos con los que ha tenido cercanía o contacto y también los identifica gracias a la glándula timo (T) que recibe lo que es bueno para el organismo y destruye lo que no lo es. Los linfocitos T (glóbulos blancos) destruyen células cancerosas y atacan virus, hongos y bacterias, liberando un tipo de proteína llamada citoquina.

Obviamente lo anteriormente mencionado nos lleva a la actividad del sistema inmunológico que mantiene un desarrollo continuo desde el nacimiento y hasta que el organismo llega a la capacidad de defenderse de los antígenos por medio de los glóbulos blancos y rojos que viajan en el torrente sanguíneo de manera autónoma.

Parte del sistema inmunológico es el sistema linfático conformado por las anginas (amígdalas), el timo, el bazo y los nódulos linfáticos cuya función primordial es la depuración a nivel celular y su poder de acción depende de los nutrientes que haya recibido.

Sin embargo, existe algo que modifica el poder curativo del organismo restándole porcentajes defensivos al enfrentar a las infecciones, éste es el estrés. La contaminación ambiental plagada de químicos que pululan en el aire, así como los que se encuentran en algunos alimentos, son otros opresores del sistema inmunológico.

Habiendo visto lo anterior, ahora comprendemos por qué es de gran importancia que los niveles de cobre y cinc en el organismo estén balanceados, ya que una fluctuación de alguno o ambos, puede afectar a la glándula tiroides como también conducir a situaciones de alteración mental o emocional.

Determinar el nivel y la proporción de los minerales es la base de cualquier programa nutricional cuyo objetivo sea balancear la química del organismo.

Los programas nutricionales que tienen por objeto equilibrar la química dentro del organismo, serán exitosos si el nivel y la concordancia de los minerales están debidamente balanceados.

Tabla de Nutrientes

Copper (cobre)
Zinc (cinc)
Iron (hierro)
Multivitamin and mineral (Multivitaminas y Minerales).

★ **Si usted cree que su organismo es deficiente en cobre, aumente su consumo de alimentos ricos en este micromineral esencial, como legumbres (especialmente soya), nueces, cocoa, pimienta** negra, mariscos, uvas pasas (raisins), aguacate, granos enteros y coliflor.

★ La deficiencia de cobre se puede confirmar con un análisis de cabello.

–

¡Qué bueno es el Magnesio!...

El cereal para el desayuno tampoco se queda atrás cuando se trata de magnesio. En un estudio realizado en Japón se vio que era más probable que las mujeres que recibían una dieta baja en magnesio tuvieran problemas de estreñimiento. Por suerte, algunos cereales de salvado, avena, linaza, quínoa o trigo, son excelentes fuentes de magnesio y de fibra, por lo que propinan un doble golpe al estreñimiento.

¿QUÉ ES LA DIVERTICULITIS?

Cuando las membranas mucosas que recubren el colon se inflaman se forman en el intestino grueso unas bolsitas llamadas divertículos, los que permanecen allí peroque si entran en contacto con desechos del organismo se infectan o se hinchan, sobrevienen dolor, escalofríos y fiebre. A esta enfermedad se le llama diverticulitis.

Aquí también entran los malos hábitos alimenticios en los que no se consume fibra en la cantidad que el cuerpo necesita, surge la constipación por la acumulación de materia fecal y el tránsito por el intestino se convierte en un caos. Se presentan cólicos, dolores e inflamación del abdomen, que se reducen conforme se expelen gases o se llega a la evacuación.

Consuma los siguientes Nutrientes

Fibra Sylium natural (Fiber psyllium)
Vitamina complejo B (Vitamin B complex)
Linaza (flaxseed oil)
Ajo (Garlic)
L-Glutamina (L-Glutamine)
Vitamina K o alfalfa (Vitamin K or alphalfa)
Sábila (Aloe vera)
Aminoácidos (Aminoacid complex)
Vitamina A (Vitamin A)
Vitamina E (Vitamin E)

Consuma diariamente fibra; linaza, trigo, arroz integral, chía y quinoa. Así como frutas y verduras que son ricas en fibras y nutrientes. Tés de hierbas como el de cáscara sagrada, hojasén, comino, tomillo, golden seal, rosa de castilla y anís de estrella.

Hierbas

★ La alfalfa es una buena fuente natural de vitamina K y de minerales importantes de los cuales suelen presentar deficiencia las personas que sufren de enfermedades intestinales. Además, la alfalfa contiene clorofila, que ayuda a la curación. Tome todos los días 2.000 miligramos en cápsula o en extracto.

★ El aloe vera promueve la curación de las áreas inflamadas. También ayuda a prevenir el estreñimiento. Tome media taza de jugo de aloe vera tres veces al día.

★ El palo de arco (pau d'arco) tiene propiedades antibacterianas, limpiadoras y curativas. Tome dos tazas de té de pau d'arco todos los días.

★ Otras hierbas beneficiosas para la diverticulitis son; cayenne (capsaicina), goldenseal (sello dorado), papaya, red clover (trébol rojo) y extracto o té de yarrow (milenrama).

★ Una cantidad adecuada de fibra y mucha agua de buena calidad ablandarán la materia fecal y le darán volumen, además no produce tantos gases en el colon como otras fuentes de fibra, en especial el trigo (wheat bran). Tome todos los días por lo menos 8 vasos de agua. Puede tomar té de hierbas, caldos y jugos frescos para reemplazar parte del agua. El líquido ayuda a mantener los divertículos libres de desechos tóxicos y, por tanto, previene la inflamación.

★ Haga una dieta baja en carbohidratos y alta en proteínas. Los productos vegetales y el pescado son buenas opciones. No consuma granos, semillas ni nueces, excepto arroz café (brown rice) bien cocido. Esos alimentos son difíciles de digerir y tienden a quedar atrapados en las hendiduras de la pared del colon, lo que se traduce en gases y sensación de llenura. Elimine también de su dieta los productos lácteos, la carne roja, los productos que contienen azúcar, los alimentos fritos, las especias y los alimentos procesados.

★ Consuma abundantes vegetales hojosos de color verde, pues son buena fuente de fibra y vitamina K. Obtener esta vitamina en la dieta reviste particular importancia para quienes tienen problemas intestinales.

★ Por sus propiedades curativas y desintoxicantes, consuma ajo.

★ Hágase un enema (lavado colónico) de café. Eso le ayuda a alcalinizar.

★ Si tuviere un dolor agudo intestinal, tome cuatro tabletas de carbón (charcoal) con un buen vaso de agua para absorber los gases que están atrapados. Las tabletas de carbón se consiguen en las tiendas naturistas. El carbón no se debe tomar al mismo tiempo con otros suplementos, ni durante periodos prolongados, pues junto con los gases también absorbe nutrientes beneficiosos. Con otros suplementos, tómelo con dos horas de diferencia.

★ Durante ataques severos, utilice suplementos vitamínicos en forma líquida para facilitar la asimilación, y haga puré con los vegetales y las frutas. Consuma únicamente vegetales cocidos al vapor.

★ Para aliviar el dolor, masajéese el lado izquierdo del abdomen con pomada de manzana o de árnica. Cuando se sienta mejor, de pie, haga ejercicios de estiramiento.

★ Las tabletas de arcilla (clay) son provechosas. Tómeselas con el estómago vacío en el momento de levantarse y siga las indicaciones de la etiqueta.

* Fíjese todos los días si la evacuación (deposición) contiene sangre. Si es de color negro, llévele una muestra al médico para hacerla analizar.

* Una medida muy provechosa es ayunar. Los ayunos se hacen con frutas, verduras y jugos naturales.

* Trate de evacuar el intestino todos los días a la misma hora, apenas se levante y antes de desayunarse. Tome fibra con acidófilos así como enzimas digestivas, para ayudarle al intestino a moverse en ese momento. Durante el día tome enzimas digestivas.

* La fibra en suplemento no se debe tomar al tiempo con otros suplementos o drogas.

SI...SI DE 35 PLANTAS 100% NATURALES

ACIDOPHILUS, cápsulas.

Es un Suplemento Probiótico que ayuda a la disminución de las bacterias infecciosas causadas por el estrés u otros factores. Al mismo tiempo ayuda a eliminar la Bacteria BHP, entre otras. ACIDOPHILUS restablece la Flora Intestinal.

AMINO ACID COMPLEX, tabletas.

Retarda el envejecimiento de las células, restaurando el sistema y los órganos. AMINO ACID COMPLEX. Excelente nutrición para su cuerpo.

B-12 MICRONIZED LOZENGE.

Le da energía al organismo y lo mantiene en estado óptimo. Fortalece el sistema nervioso, ayuda en los síntomas de fatiga, ansiedad y estrés. B-12 MICRONIZED LOZENGE da a su organismo, nutrientes esenciales para obtener un buen balance alimenticio y aumenta los niveles de energía y dinamismo.

CALCIUM MAGNESIUM ZINC, tabletas.

Contiene minerales esenciales. El magnesio es el elemento más importante pues ayuda en la función activa de las glándulas y los órganos vitales como el cerebro, previniendo el estrés e irritabilidad nerviosa. Impide la formación de cálculos renales y biliares. Es indispensable en el desarrollo y multiplicación de células. El zinc forma parte de 100 enzimas que participan en el metabolismo correcto del fósforo; colabora activamente en el desarrollo del esqueleto. Es necesario para la formación óptima del sistema nervioso. Ayuda a la cicatrización de las heridas, etc. Debidamente absorbido, el zinc protege los huesos, los músculos, el cabello y las uñas. La falta del zinc en el organismo puede provocar trastornos mentales, oculares o de crecimiento; infertilidad, alteraciones en la función de los órganos reproductores masculinos o de la próstata.

CIRCUMAX, tabletas.

Limpia las arterias de grasa y da un mejor funcionamiento cardiovascular, previniendo la formación de várices, hemorroides y evita los calambres. CIRCUMAX ayuda en una mejor función del sistema circulatorio. Limpia el sistema linfático y aumenta la memoria.

CHROMIUM, tabletas.

Limpia las arterias, restaura los órganos y tejidos internos de las paredes arteriales. CHROMIUM ayuda a reducir el colesterol y los infartos.

COLESTEROLEX, cápsulas.

Limpia las arterias y baja el colesterol. Ayuda al sistema circulatorio, estimula el flujo sanguíneo dando una mejor circulación y reduce el nivel de grasa en la sangre. COLESTEROLEX, un aliado para tu buena salud.

COLON CLEANSER.

Limpia el Colon, estimula el funcionamiento del sistema hepático digestivo reactivando el metabolismo. COLON CLEANSER depura los órganos internos liberándolos de grasa, inflamación abdominal y el estreñimiento.

COLOSTRUM, cápsulas.

Fortalece el sistema inmunológico, aumenta las defensas, fortifica los órganos. Es rico en Proteínas y Anticuerpos.

COLOSTRUM es excelente para una buena nutrición y para toda la familia.

CORAL CALCIUM (Calcio de Coral), cápsulas.

Elaborado con Coral de Okinawa, glucosamina y chondroitin, este producto es muy eficaz para contrarrestar dolores de articulaciones, osteoporosis, así como reúmas. CORAL CALCIUM es un antiinflamatorio que además lubrica las coyunturas y tejidos conectivos, reparando lesiones de trabajo o deportivas.

DIABETRIX, cápsulas.

Reduce y controla el nivel de glucosa en la sangre y al mismo tiempo regula el azúcar. Estimula la actividad pancreática y la secreción natural de la insulina, regulando los niveles de glucosa en el organismo. DIABETRIX nutre el Páncreas.

DIGESTIVE ENZYME, tabletas.

Ésta actúa dentro del organismo para que los alimentos ingeridos puedan ser asimilados y sus nutrientes aprovechados a nivel celular. DIGESTIVE ENZYME es esencial para una buena digestión.

EFFECTIVE DIET, cápsulas.

Aumenta la energía, reduce la grasa del cuerpo, suprime el apetito y acelera el metabolismo. EFFECTIVE DIET baja de peso de forma 100% Natural.

FEMALE HORMONAL SUPPORTS, tabletas.

Regula el periodo menstrual. Produce estrógenos, previene y ayuda en los síntomas de la menopausia. FEMALE HORMONAL SUPPORTS es perfecto, pues produce estrógenos naturales. Elaborado con plantas y camote silvestre.

GASTRIFIL, tabletas.

Por su alto contenido de enzimas digestivas, regula la desintegración de los alimentos en el estómago de forma correcta, reduciendo los síntomas provocados por gastritis y úlceras. GASTRIFIL le da una excelente digestión. Ayuda en el reflujo ácido, es regenerador celular.

GLUCOSAMINE CHONDROITIN, cápsulas.

Ésta es una fórmula esencial para los síntomas relacionados con dolores e inflamación de coyunturas. Nutre y fortalece los tejidos conectivos y ligamentos. GLUCOSAMINE CHONDROITIN regula los dolores en los huesos y regenera el cartílago.

GOLDEN SEAL ROOT, cápsulas.

Éste, es un excelente antibiótico natural que elimina virus y bacterias, como parásitos y amibas, entre otros.

HEALTHY HAIR, tabletas.

Ayuda al crecimiento del cabello y estimula el folículo capilar, así como el crecimiento del mismo. HEALTHY HAIR evita la caída del cabello.

HEALTHY NAILS, tabletas.

Contiene grenetina pura, así como plantas naturales, que ayudan al desarrollo y buen crecimiento de uñas sanas.

HEALTHY SKIN, tabletas.

Ayuda a producir colágeno, el cual rejuvenece la piel. Le da elasticidad y suavidad. HEALTHY SKIN es excelente para mantenerse joven.

MORINGA, cápsulas.

Tiene múltiples propiedades; antiinflamatorias, antimicrobianas, cicatrizante, diurética, purgante, estimulante y expectorante, entre otras más. MORINGA contiene muchas propiedades; Potasio, Vitamina A, Calcio, Hierro, Vitamina C y Proteína. Es excelente para su salud y bienestar.

ROYAL JELLY PLUS, cápsulas.

Contiene Polen de Abeja y Propolis. Es muy saludable, da energía y ayuda al sistema inmunológico. Al mismo tiempo, ROYAL JELLY PLUS es un antibiótico y reconstituyente del sistema del cuerpo. ¡Es energía total!

SOY POWER PROTEIN (Sabor Vainilla).

Magnífica proteína y nutriente para el sistema. Da energía y vitalidad para todo el sistema. SOY POWER PROTEIN, es un excelente licuado de proteínas para mantenerse saludable y activo.

STRESS-B (con Vitamina C), tabletas.

Regula el sistema nervioso, reduce la tensión y la ansiedad. Excelente relajante de los nervios, combate el estrés con prontitud. STRESS-B previene el insomnio y las jaquecas.

OMEGA 3 - 6 - 9, cápsulas.

Contiene los ácidos grasos esenciales, que actúan como antiinflamatorios en órganos y tejidos. Ayuda en los niveles de concentración y aprendizaje. Aumenta las defensas en la piel y promueve mucosas sanas. OMEGA 3 - 6 - 9, fortalece huesos y dientes. Es un auxiliar en la eliminación del colesterol malo y triglicéridos. Aumenta el colesterol bueno y da elasticidad a las arterias.

OVAREX, cápsulas.

Estimula la función del organismo de la mujer equilibrando el nivel hormonal. OVAREX apoya en espasmos musculares asociados con los ciclos premenstrual y menstrual.

RIÑONIL, cápsulas.

Contiene propiedades diuréticas y depurativas. RIÑONIL promueve la eliminación de toxinas en la sangre, ayuda a reducir inflamaciones en los riñones y asimismo, les nutre.

THERADOPHILUS, emulsión.

Tiene un alto contenido de probióticos para mantener un óptimo nivel de la flora intestinal. THERADOPHILUS mejora la digestión y ayuda a restablecer la flora intestinal.

REFLEXOLOGÍA

La Reflexología o Reflexoterapia es muy benéfica para todo su cuerpo

En diferentes puntos de la planta de los pies y las palmas de las manos, se encuentran conexiones con todos los órganos del cuerpo. De esa manera las personas expertas en el tema, pueden diagnosticar si algún órgano está padeciendo alguna enfermedad o está dañado.

¿Qué es la Reflexología?

Es la técnica que actúa de manera refleja sobre órganos internos, tejidos y sistemas, mejorando así la salud, tanto en lo físico como mental y espiritual, porque mueve tus sentidos y los activa.

¿Qué es la Reflexoterapia?

Es una técnica diseñada para activar el equilibrio entre cuerpo y mente para detectar, curar y prevenir enfermedades y dolencias. Se basa en la estimulación del dígito presión de puntos ubicados en manos, pies y cabeza.

Puntos de Reflexología en la Palma de las Manos:

1.- Ojos
2.- Boca
3.- Laringe
4.- Bronquios
5.- Pulmones

6.- Aorta

7.- Corazón

8.- Riñones

9.- Vejiga

10.- Uretra

11.- Genitales

12.- Matriz

13.- Intestino Grueso

14.- Glándula Renal

15.- Páncreas

16.- Intestino Delgado

17.- Vesícula Biliar

18.- Hígado

19.- Estómago

20.- Vasos Sanguíneos Abdominales

21.- Duodeno

22.- Esófago

23.- Cavidad Nasal

La Reflexología en los Pies

La importancia de los masajes en los pies.

También en los pies se encuentran definidas las conexiones con todos los puntos de los órganos de nuestros cuerpos. Por esa razón es que, personas expertas en el tema, pueden diagnosticar si algún órgano está padeciendo alguna enfermedad.

Puntos de Reflexología en la Planta de los Pies:

1.- Cavidad craneal Nota imprenta: Aquí irá la imagen de los pies

2.- Cerebro

3.- Cerebelo

4.- Hipófisis

5.- Dientes

6.- Orejas

7.- Ojos

8.- Circulación linfática superior

9.- Hombros

10.- Vértebra cervical

11.- Esófago

12.- Laguna linfática

13.- Ganglios ascendentes

14.- Pulmones

15.- Corazón

16.- Plexo solar

17.- Paratiroides

18.- Tiroides

19.- Vértebras dorsales

20.- Vértebras lumbares

21.- Vértebras sacras

22.- Vértebra del coxis

23.- Estómago

24.- Hígado

25.- Bazo

26.- Uréteres

27.- Glándula suprarrenal

28.- Páncreas

29.- Duodeno

30.- Riñones

31.- Colon transverso

32.- Colon descendente

33.- Colon ascendente

34.- Recto

35.- Intestino delgado

36.- Uretra

37.- Vesícula biliar

38.- Válvula ileocecal

39.- Pies

40.- Área genital

41.- Piernas

42.- Rodillas

43.- Meniscos

Dese masaje en sus pies y manos, agréguele a su crema unas gotas de aceite de almendras, lavanda o de menta. Experimentará una agradable sensación.

SUSTANCIAS QUÍMICAS NOS ENVUELVEN

Según detalla un informe del año 2005 procedente del Laboratorio para la Salud Ambiental de los Centros para el Control y la Prevención de Enfermedades (CDC, por sus siglas en inglés), en la actualidad hay 148 sustancias químicas, 38 de las cuales no se han medido en la población estadounidense, que se pueden hallar en la sangre o en la orina. De igual manera, la Escuela de Medicina Mount Sinai de New York, en colaboración con el Grupo para la Defensa Ambiental, examinó la sangre y la orina de 9 voluntarios. Ellos descubrieron un total de 167 compuestos industriales, 76 se desconocen como causa de cáncer en humanos; 94 son tóxicos para el cerebro y el sistema nervioso; 82 afectan a los pulmones y la respiración; 86 a las hormonas, y 79 provocan defectos natales o desarrollo anormal.

Además, los investigadores hallaron otros compuestos críticos y altamente venenosos, incluyendo metales tóxicos como el plomo, aluminio y mercurio, al igual que numerosos pesticidas y herbicidas. Éstos no sólo afectan a los adultos ya que, según un estudio normativo realizado por el Grupo para la Defensa Ambiental, pueden ser afectados negativamente en mayor grado los bebés no nacidos.

Los investigadores analizaron la sangre del cordón umbilical de 10 niños (las muestras fueron recolectadas por la Cruz Roja inmediatamente después de cortar el cordón). Hallaron un total de 287 sustancias químicas industriales y contaminantes en cada cordón, en promedio 200 por cordón. De estas 287 sustancias químicas, 180 se conocen como causantes de cáncer, 217 son tóxicas para el cerebro y el sistema nervioso, y 208 provocan defectos natales en animales.

Sustancias químicas tóxicas comunes halladas en humanos:

PCB (policlorobifenilos); aislantes y lubricantes industriales: Los PCB fueron prohibidos en los Estados Unidos en 1976 por haber sido vinculados al aumento en las tasas de cáncer y el trastorno del sistema nervioso central.

DIOXINAS (subproductos de la producción de PVC, blanqueo e incineración industrial): Se sabe que las dioxinas causan cáncer en animales, y existe una preocupación ya que la exposición a bajos niveles por lapsos de tiempo prolongados pueda irrumpir el funcionamiento normal del sistema endocrino (hormonal), resultando en efectos reproductivos o de desarrollo.

FURANOS (contaminantes, subproductos de la producción de plástico): Los furanos causan cáncer en humanos y son tóxicos para el sistema endocrino.

FTALATOS (hallados en productos cosméticos y de cuidado personal): Los ftalatos causan defectos natales en los órganos reproductivos masculinos.

Demencia, irritabilidad, cambios drásticos y hasta bipolaridad provocados por metales tóxicos

La toxicidad del mercurio es un problema gigantesco y alarmante que hoy día afecta a millones de personas. De hecho, cálculos muy conservadores muestran que hasta un 25% sufren de cierto grado de envenenamiento por metales tóxicos a causa de su acumulación tras años de exposición.

Uno de los mayores retos en el caso de envenenamiento por mercurio es el que puede contribuir o enmascararse como muchos diferentes trastornos de salud, tales como SPM, cambios de humor, pérdida de vitalidad y depresión.

En otras palabras, una persona puede ya tener altos niveles de mercurio en el cuerpo sin siquiera saberlo. Numerosos estudios han comprobado que el envenenamiento por mercurio puede contribuir a trastornos graves de salud, incluyendo enfermedades cardiacas, Alzhéimer e incluso cáncer.

Las dos causas más comunes de toxicidad por mercurio son las amalgamas dentales y las vacunaciones. Según la Organización Mundial de la Salud (WHO, por sus siglas en inglés), las amalgamas dentales fueron las responsables de la mayoría de los casos de toxicidad por mercurio. En Norteamérica cerca de 140 millones de personas tienen amalgamas dentales, las cuales contienen hasta 50% de mercurio.

De la misma manera, las vacunaciones de antaño (e incluso algunas que se usan hoy) contienen timerosal; un compuesto químico que tiene, en parte, mercurio. Una investigación reciente de timoseral y el desarrollo neurológico de los niños, halló que la cantidad total de mercurio que recibiría un niño promedio de las vacunaciones generalmente recomendadas excede la de las Federal Safety Guidelines (Normas Federales de Seguridad) para el mercurio ingerido oralmente.

Investigue usted dónde puede adquirir una máquina lectora de metales en el cuerpo, la que podrá instalar en su propio hogar. Normalmente esta terapia la ofrecen los centros naturistas atendidos por profesionales, o personas dedicadas a la salud natural.

Así es que tratemos de usar productos cosméticos más naturales o usted mismo hágalos. Por ejemplo, para poner color a sus mejillas use el betabel (remolacha); corte una pequeña parte de éste, aplíqueselo directamente en las mejillas y listo. Su rostro se verá radiante y saludable.

¡ZEOLITAS AL RESCATE!

Mientras que evitar el tabaco, reducir el consumo de alcohol, tomar agua filtrada, comer alimentos orgánicos, hacer ejercicio, visitar a su médico y hacerse un examen físico completo, puede ayudar mucho a reducir la cantidad de toxinas en su sistema y el riesgo de cáncer, aún así necesita una solución para eliminar de su cuerpo las toxinas causantes de cáncer con las cuales entramos en contacto a diario. En este punto, tenemos que tomar en consideración una clase de minerales llamados zeolitas.

Las zeolitas son minerales volcánicos naturales minados en ciertas partes del mundo. Cuando un volcán hace erupción, de él salen cenizas gruesas y lava derretida. Ya que muchos volcanes se hallan en islas o cerca del océano, esta lava y cenizas fluyen al mar. En un término de miles de años, gracias a la reacción química entre las cenizas del volcán y la sal marina, se forman asombrosos minerales como las zeolitas en la lava endurecida.

Lo asombroso de las zeolitas no es tan sólo que pertenezcan a los pocos minerales de carga negativa hallados en la naturaleza, sino que también son de una estructura muy singular. Las zeolitas tienen grandes poros vacíos, o cavidades, que dan espacio para que se puedan atraer iones cargados positivamente, que luego son atrapados y eliminados del cuerpo.

La clase de minerales conocidos como zeolitas fue descubierta en 1726 por el mineralogista sueco Axel Fredrick Cronstedt. Específicamente, él descubrió la estilbita, un tipo de zeolita. Halló que la estilbita de manera visible, perdía agua al ser calentada. Basándose en esta anomalía, nombró esta clase de materiales zeolitas —palabra griega para 'piedras hirvientes'—.

Por casi 200 años las zeolitas fueron consideradas un grupo de minerales oscuros; hasta que aprendimos que su singular y complejo tamiz cristalino, con cavidades y canales, tiene muchos propósitos útiles, incluyendo la desintoxicación.

Lava que da vida

Gracias a esa estructura de panal, una zeolita actúa a nivel celular para atrapar metales tóxicos y otras toxinas dañinas. De hecho, debido a que pertenece a los pocos minerales de la Naturaleza que llevan carga negativa, la zeolita actúa como un imán, atrayendo toxinas, enjaulándolas en sus cavidades y transportándolas segura y naturalmente fuera del cuerpo.

Esta singular capacidad de eliminar toxinas peligrosas está tan bien documentada que, después de la tragedia de Chernóbil, fue empleada por el gobierno ruso para absorber sustancias químicas radioactivas y otras toxinas dañinas.

Durante siglos, formas pulverizadas de zeolitas específicas han sido usadas como remedio tradicional a través de Asia para promover la salud y el bienestar generales. La historia de las 'rocas volcánicas curativas' ha sido trasmitida de generación a generación.

Más recientemente, la comunidad médica, ha investigado la capacidad potencial de las zeolitas de combatir el cáncer, y los resultados han sido de su agrado. Debido a que las zeolitas son minerales provenientes de la Naturaleza, resultan ser 100% naturales, seguras y no tóxicas. Instancias específicas de zeolitas también fueron reconocidas por la Administración Federal de Drogas (FDA, por sus siglas en inglés) con la clasificación GRAS, que significa que son generalmente reconocidas como 'seguras'. Se ha demostrado que las zeolitas atrapan metales tóxicos como mercurio, plomo, cadmio y arsénico en sus cavidades y los trasportan de manera segura fuera del sistema a través del proceso de evacuación del cuerpo.

Según el volumen 2003 de la revista Anticancer Research (Investigación Anticáncer), la zeolita micronizada, combinada con un tratamiento de quimioterapia común (Doxorubicina), redujo la tasa metabólica de las células de cáncer, disminuyendo así de manera significativa la metástasis de los pulmones y los efectos anticáncer del tratamiento de quimioterapia.

De modo similar, un investigador Ph. D. que trabaja para una pequeña empresa farmacéutica en Ohio, halló que la zeolita micronizada arroja resultados asombrosos en el tratamiento del cáncer. Después de analizar y ensayar la capacidad de la zeolita al tratar el cáncer de las células epiteliales (el tejido de piel que cubre y reviste todos los órganos del cuerpo), el gobierno estadounidense le concedió la patente exclusiva, titulada, 'Droga Anticáncer de las Células Epiteliales'. Su investigación demostró que las zeolitas, al ser inyectadas directamente en un tumor canceroso, obtuvieron una tasa del 100% de eliminación del tumor. *(Fuente: Boletín Prevención 2005)*

—Por todo lo anteriormente expuesto es muy importante, por lo menos una vez cada año, visitar lugares donde haya aguas termales que son muy beneficiosas para la salud. Las terapias de barro son excelentes porque contienen minerales. Recuerden que los seres humanos somos hechos de polvo y por lo consiguiente hechos de minerales.

LO MEJOR DE LA NATURALEZA

LA ZANAHORIA

Deliciosa y rica en betacaroteno, la zanahoria también contiene minerales, calcio, hierro, potasio, fósforo, cobre, vitaminas A, B, C, D, E y ácido fólico, así como carbohidratos, fibras y calorías.

La zanahoria es excelente para tener una mejor visión ya que contiene fitoesteroles, sustancias naturales que bloquean la absorción del colesterol.

Esta amiga de color naranja nos ayuda en la formación de glóbulos rojos, combate la anemia y la arteriosclerosis (endurecimiento de las arterias); previene las cataratas, reduce el colesterol, ayuda en la reducción de peso y el estreñimiento.

Asimismo, esta hortaliza que es antioxidante, tiene propiedades antitumorales, nutre la piel y protege al organismo de los radicales libres.

Comer zanahorias conserva sano el corazón porque mantiene las arterias libres de placas que impiden la normal circulación de la sangre.

La zanahoria depura al intestino, es antiparasitario, limpia el hígado, incrementa el sistema inmunológico y mantiene las células sanas. ¡La zanahoria es grandiosa!

LA AVENA

Uno de los cereales más completos para nuestra alimentación es la avena. Es una excelente fibra que regula el nivel del colesterol y los triglicéridos; reduce la presión arterial y es fuente de energía.

La avena contiene calcio, un alimento nutricional muy saludable. Posee minerales como el hierro, yodo, manganeso, selenio, fósforo, magnesio, cinc. Es rica en proteínas, en hidratos de carbono y beta-glucanos (fibra); es un antioxidante que ayuda a prevenir los radicales libres.

Este cereal contiene vitamina E, así como minerales. Ayuda en el sistema inmunológico, es antibacterial y expectorante. Contiene también lignanos, que son fitoquímicos, los cuales ayudan en la formación de la flora intestinal. Es diurética, afrodisiaca, elimina el ácido úrico y ayuda en la enfermedad de la gota, además previene la osteoporosis.

EL PEPINO

El pepino es una planta herbácea que contiene vitaminas A, B, C, E y K, minerales, potasio, magnesio, silicio, calcio y fibra, que ayuda al sistema inmunológico y en la prevención del cáncer de ovarios, de mama y próstata.

Los tres lignanos que contiene el pepino son secoisolariciresinol, lariciresinol y pinoresinol, todos ligados a prevenir los cánceres antes mencionados.

El jugo del pepino contiene una hormona necesaria para que las células del páncreas produzcan insulina, a su vez una hormona muy benéfica. También contiene esteroles, que son un compuesto químico que disminuye los niveles de colesterol.

Rico en minerales, el pepino contiene potasio, magnesio, manganeso, silicio y fibra. Posee flavonoides, quercetina, apigenia, luteolina y kaempfol. Es antioxidante, antiinflamatorio y antihemorrágico.

Es en la cáscara del pepino donde se encuentra una mayor cantidad de ácido caféico, el cual mantiene una piel sana, alivia de infecciones y reduce la inflamación, así como ayuda en los cartílagos y los tendones.

EL BRÓCOLI

El brócoli es un desintoxicante y antioxidante que ayuda a reducir el cáncer de colon (colorrectal), de próstata y de ovarios, pues contiene fitoquímicos y por eso contiene propiedades anticancerígenas. También cuenta con excelentes nutrientes, es rico en vitaminas A, C, D, B 2, K y betacaroteno.

Esta planta reduce el colesterol pues es alto en fibra. Contiene un flavonoide llamado kaempferol. Investigaciones recientes ha demostrado que el kaempferol disminuye el impacto de las sustancias relacionadas con la alergia en nuestro cuerpo.

El pepino es un rico vegetal antiinflamatorio que debemos consumirlo pues es rico y beneficioso para nuestra familia. Hay que incluirlo en la dieta diaria ya que tanto a niños como adultos les encanta.

Contiene minerales como el cinc, por eso ayuda en los problemas prostáticos. Posee ácido fólico y aumenta la producción de glóbulos. Contiene hierro, calcio y fitoestrógenos, los cuales ayudan en la menopausia. Es alto en fibra, por eso ayuda en casos de estreñimiento. El brócoli impide la proliferación de la bacteria H. pilory. Es ideal para bajar de peso.

Importantes estudios dicen que el brócoli revierte los daños cardiovasculares, previene y disminuye el riesgo de los infartos o derrames cerebrales.

Contiene sulforano, que es un componente que activa en el cuerpo la proteína NrF2, la cual protege tejidos y células.

EL NOPAL

Es una planta silvestre con un sinnúmero de propiedades curativas y nutritivas. Es una excelente fibra que contiene proteínas, minerales, calcio, magnesio, sodio, potasio, hierro, celulosa, pectina y lignina.

El nopal ayuda en la obesidad, en la celulitis, en la retención de líquidos, en la diabetes (alto nivel de azúcar, hiperglucemia). Reduce el colesterol y los triglicéridos en la sangre. Previene el exceso de azúcar en la sangre.

Es antioxidante, antibiótico alto en aminoácidos, vitamina A, C, B 6, complejo B. El nopal previene la esterosclerosis, es antiinflamatorio y anticancerígeno. Contiene polifenoles, esteroles y glicoproteínas, los cuales son compuestos naturales que previenen y quitan placas del vaso sanguíneo.

El maravilloso nopal elimina toxinas del cuerpo. Es alto en flavonoides, es musilagenoso, por eso es que ayuda al sistema gastrointestinal y reduce la inflamación del hígado.

EL BETABEL

El betabel (remolacha o beet, en inglés) es un delicioso vegetal. Sus nutrientes son excelentes pues regulan la presión arterial, las contracciones arteriales; ayuda a coagular la sangre adecuadamente y, en consecuencia, a que los vasos sanguíneos no se rompan.

Combate las bacterias, es alto en vitaminas, A, C, B 1, B 2, B 6 y niacina. Previene enfermedades del corazón debido a que es rico en minerales, cobre, fósforo, yodo, sodio, potasio, hierro, triptófano así como ácido fólico. Ayuda en el sistema nervioso, previene el Alzhéimer y el cáncer. Es bueno para el sistema circulatorio, desintoxica el cuerpo así como previene y combate la anemia y el síndrome premenstrual.

Los hidratos de carbono son el componente más abundante en esta rica hortaliza. El betabel contiene folatos, éstos intervienen en la formación de glóbulos rojos y blancos.

Refuerza el sistema inmunológico y es una magnífica fibra, excelente para combatir la anemia.

EL APIO

Bendita hortaliza que ayuda a desintoxicar el hígado, combate la artritis reumatoide, regula los estrógenos, es un excelente diurético y depurativo. Fantástico para la hipertensión y como calmante. Es antiviral y ayuda a combatir el asma y los problemas bronquiales.

Contribuye a la reducción de peso, disminuye la formación de gases y la retención de líquidos. Es un auténtico digestivo que combate la gastritis, es alcalino, mineralizante y bajo en calorías. Es estimulante y notificante.

El apio contiene vitaminas A, C, E, B 2, B 6, K, niacina y minerales como el potasio, sodio, fósforo, calcio, magnesio, hierro, cinc y selenio, es por eso que esta maravilla de hortaliza ha despertado el interés de los científicos porque han encontrado en sus investigaciones un conjunto de compuestos llamados ftalidas (los ftalidas) son semejantes a 3n butilftalido, el sedaneñoline y el sedanolide. El 3n butilflido (3nB, ONBP, por sus siglas en inglés) que le otorga al apio su aroma y sabor característicos.

El mencionado componente fue primeramente identificado por el patólogo William J. Elliot, de la Universidad de Chicago al investigar las propiedades hipotensoras del apio. Éste es el compuesto que ha despertado un gran interés científico. Así que a comer el delicioso apio (celery).

LA PIÑA

La piña es excelente en vitamina C, muy poca cantidad de grasa, sodio y nada de colesterol. Contiene micronutrientes que protegen contra el cáncer. Ayuda a disolver los coágulos de sangre.

Es beneficiosa para el corazón. Elimina parásitos. Es diurética, expulsa los tóxicos del organismo y por eso es infaltable en los ayunos de jugos. Es antiinflamatoria, contiene una mezcla de enzimas llamadas bromelina; la bromelina bloquea la producción de kinins que se forman cuando hay inflamación y presión sanguínea por la acumulación de proteínas en la sangre.

La maravillosa piña ayuda en la enfermedad de la gota y la sinusitis. Es digestiva por excelencia; rica en vitaminas B, C, complejo B, ácido fólico, así como en minerales; potasio, hierro, azufre, calcio, magnesio, yodo, manganeso y fósforo, los cuales son buenos para la tiroides.

Es antitrambótica (antioxidante) antiedematosa (que evitan el edema) y fibrinólticas (que deshacen los coágulos). También es eficaz para la artritis y ostoartritis, y es cicatrizante.

La bromelina es un anticoagulante natural, es beneficiosa en los glóbulos blancos de la sangre así como en lesiones musculares y torceduras. Cuenta con propiedades anticancerosas, es antioxidante, aumenta el sistema inmunológico. Ayuda a generar enzimas y favorece la actividad de las hormonas sexuales.

La piña es una fruta muy importante para conservar una buena salud.

EL PEREJIL

El perejil es un condimento en las artes culinarias, sin embargo, posee muchas propiedades curativas tales como que es diurético y depurativo del organismo. Ayuda en la insuficiencia renal, en la retención de líquidos y en afecciones reumáticas. Previene la formación de cálculos renales y biliares.

Por ser antioxidante previene el envejecimiento de las células y ayuda a mantenerlas jóvenes. Previene el cáncer. Es digestivo y evita la producción de gases y es carminativo.

Contiene minerales; calcio, azufre, hierro, fósforo, así como vitamina C. fortalece el cabello, las uñas, combate dolores menstruales.

Esta es una maravillosa hierba, pero las mujeres embarazadas deben tener cuidado ya que ingestas en altas cantidades puede provocar aborto.

Siempre, para esta hierba o cualquier otro remedio natural, consulte a su médico.

EL GINGKO BILOBA

La maravillosa planta de la memoria y la circulación. Contiene flavonoides. Disminuye el cáncer, previene el Alzhéimer y aumenta la energía.

Es un gran aliado para combatir la depresión, ayuda en la circulación sanguínea, previene la formación de coágulos, es afrodisiaco pues aumenta las libidos sexuales.

Ayuda a combatir la formación de radicales libres y tiene propiedades antiinflamatorias y circulatorias.

QUÍNOA

Es un grano (cereal) que tiene múltiples propiedades y un excelente valor nutritivo. La quínoa ayuda a prevenir y a combatir la diabetes, la hiperglicemia y los problemas cardiovasculares.

La quínoa contiene aminoácidos; valina, leucina, tirosina, fibra, grasa vegetal, ácidos grasos monoinsaturados (oleico y linoleico) entre otros. Vitaminas A, C, E, tiamina, rinoflavina, minerales; cinc, hierro, manganeso, potasio, calcio, así como aminoácidos y proteínas.

Es depurador del cuerpo, elimina toxinas, pues contiene omega 3-6-9. Ayuda en la obesidad. ¡Una maravilla de alimento!

CONOZCA SOBRE LA ÚLCERA PÉPTICA Y LA BACTERIA H. PYLORI

La úlcera péptica es una llaga en el revestimiento del estómago o del duodeno que es donde comienza el intestino delgado. Con menos frecuencia, una úlcera péptica puede aparecer justo por encima del estómago en el esófago, tubo que conecta a la boca del estómago. Las úlceras pépticas son muy comunes en la comunidad hispana. En general, medio millón de personas en los Estados Unidos así como en otros países del mundo desarrollan úlceras pépticas cada año.

Úlceras gástricas, les llaman a las úlceras pépticas que producen en el estómago. Las úlceras que se producen en el duodeno se llaman úlceras duodenales. Las personas pueden sufrir de ambas úlceras al mismo tiempo.

La bacteria Helicobacter pylori (H. pylori) es una de las mayores causas de úlceras pépticas. Otras causas comunes son el exceso del uso de medicamentos antiinflamatorios no esteroides (AINE, por sus siglas en inglés), tal como la aspirina y el ibuprofeno.

Las úlceras pépticas no son causadas por estrés ni por comer comida picante, pero ambas pueden empeorar los síntomas de la úlcera. Fumar e ingerir bebidas alcohólicas, pueden empeorar las úlceras y hasta evitar que sanen.

H. pylori es un tipo de bacteria que puede causar infección. La infección por H. pylori es común, sobre todo en países en vías de desarrollo y usualmente empieza durante la niñez. Los síntomas por lo general no aparecen hasta alcanzar la edad adulta, aunque un gran número de personas no presentan síntomas.

Los científicos no están seguros de la manera en que se propaga la bacteria H. pylori, pero creen que puede ser transmitida por medio de alimentos o agua contaminada. Las personas pueden contraer la bacteria a través de alimentos que no se lavaron o prepararon adecuadamente, o al beber agua que proviene de un lugar contaminado o sucio. Otros estudios indican que al entrar en contacto con materia fecal o el vómito de una persona afectada, se puede propagar la infección H. pylori. También, se ha encontrado H. pylori en la saliva de algunas personas infectadas, de modo que también puede propagarse por contacto directo con la saliva de la personas infectada.

Algunos productos naturales antibacteriales que ayudan a prevenir o a combatir las úlceras pépticas son: El Goldenseal, Hierba Sangre de Grado o Drago, Cuachalalate, Tomillo, Orégano, Equinacea (echinacea), Gotu Kola, Papa, Col, Miel, Chía y Quínoa. También recuerde que es muy importante evitar los alimentos irritantes.

UN MINERAL DIVINO: EL DIÓXIDO DE CLORO

El dióxido de cloro (CIO2) es un oxidante utilizado externamente, pero una vez que el estómago reacciona con todo el resto del ácido estomacal, liberando solo el gas al torrente sanguíneo donde el cloro provoca la actividad mitocondrial, es decir, la electricidad celular y su potencial eléctrico. Esta es la razón del por qué puede luchar con tantas diferentes enfermedades como el cáncer, por ejemplo. Las fitocondirias no funcionan y estudios realizados en Canadá han demostrado con DCA (dicloracetato), que es un primo del CI02 eso indica que el cloro las reactiva. Por ejemplo, el "estrés oxidativo" prolonga la vida, por otro lado en un estudio del profesor y doctor Michael Ristow en Alemania, la teoría de los radicales libres de 1958, es falso. Sin embargo, el doctor Ristow ganó el prestigioso Premio Nobel 2004 por su gran labor. Bueno, yo le sugiero que sigamos investigando, posiblemente ésta sea la cura a las grandes enfermedades.

El dióxido de cloro es utilizado y empleado en muchos procesos industriales, asimismo para la purificación en sistemas de agua en todo el mundo.

Los métodos más utilizados para generar dióxido de cloro están basados en el tratamiento del clorito de sodio, que es una sustancia blanca o amarilla y escamosa. Si usted lo compra, éste puede venir en un frasco en forma de hojuelas blancas o amarillas. Pero no se confunda, la sal de mesa no es la misma cosa —es clorito y cloruro— pero no cloruro de sodio (esa es la sal).

Actualmente en el mundo, el clorito de sodio cuya fórmula es CIO2, es usado para generar dióxido de cloruro. La FDA aprueba algunos métodos en que sólo agregan ácido usado en albercas (piscinas) a una solución acuosa de clorito de sodio para producir dióxido de cloro, el cual es utilizado para esterilizar pollo o res antes de venderlo al público. El ácido genera el dióxido de cloro. En los Estados Unidos de América, en miles de tiendas se vende clorito de sodio en solución acuosa con el nombre de "oxígeno estabilizado". El dióxido de cloruro es un poderoso químico que puede ayudarle en muchas cosas, incluso en la oxidación del cuerpo, asimismo en las enfermedades.

NOTA. Le sugerimos que usted, querido lector, investigue más sobre estos minerales. Finalmente, usted toma la mejor decisión para su salud o enfermedad.

EL COLESTEROL

El colesterol es una sustancia cerosa producida por el hígado y también está presente en los alimentos que consumimos. El organismo necesita colesterol para un funcionamiento normal.

El colesterol está presente en las paredes celulares o membranas y en todas partes del cuerpo, incluyendo el cerebro, nervios, músculos, piel, hígado, intestinos y el corazón.

El exceso de éste contribuye con el desarrollo de enfermedades cardiovasculares, acumulándose en las paredes de las arterias que llevan la sangre al corazón. Esta acumulación que se produce con el tiempo hace que menos sangre y oxígeno lleguen al corazón. Esto puede causar dolor en el pecho y ataques cardiacos.

El exceso de colesterol también puede aumentar el riesgo de un derrame cerebrovascular.

Triglicéridos. Estudios clínicos han relacionado los niveles altos de triglicéridos con mayor riesgo de una enfermedad arterial-coronaria, la cual puede conducir a ataques cardiacos y derrames cerebrales. Los niveles muy altos de triglicéridos están asociados con problemas en el hígado y páncreas.

Los triglicéridos elevados tienden a aparecer junto con otros problemas como la presión arterial alta, diabetes, obesidad, niveles altos de colesterol malo (LDB) y niveles bajos de colesterol bueno (LDA).

Alimentos para mantener un buen nivel de colesterol: Avena, Quínoa, Chía, Lecitina, Ginkgo Biloba, Hierba del Sapo, Llantén, Cúrcuma, Omega 3, Aceite de Bacalao y Aguacate.

No obstante, es necesario practicar ejercicio; caminar, trotar o nadar. Coma frutas y verduras frescas.

TIPS NATURALES DE BELLEZA

La presentación de su cabello es esencial

Para un cabello saludable y de buen color

Para ocultar las canas, prepare un tónico con: Un litro de agua (32 onzas) hirviendo, a la que agregará Hierbas de Té Negro, Romero, Salvia y Nogal. Luego deje reposar y enfriar. Luego, aplíquelo en su cabello y déjelo en él por el resto del día.

Si usted desea mantener el cabello negro o café oscuro

Utilice vinagre y café de grano. Ponga a hervir un litro de agua, agréguele el café y una cucharada de vinagre. Deje reposar y enfriar. Después aplíquelo en su cabello y déjelo en él por el resto del día.

Conserve su cabello rubio siempre brillante

En este caso, el tónico debe hacerlo con: Un litro de agua, un Limón entero, unas ramitas de Manzanilla y añádale una cucharada de Cebada. Hierva el agua, agréguele los demás ingredientes. Después deje que repose y enfríe. Ahora aplique el tónico en su cabello y déjelo en el por el resto del día. Otra manera muy sencilla, es aplicar el jugo de un limón directamente sobre el cabello.

Si quiere mantener el color rojo en su cabello

El tónico debe ser preparado con: Un litro de agua, un Betabel, una cucharada de Azafrán y un Hueso de Mamey. No hay variantes, cuando el agua esté hirviendo añádale los tres ingredientes. Deje que el tónico repose y se enfríe. Luego, aplíquelo en su cabello y déjelo en él por el resto del día.

Estos tónicos deben ser usados así:

Báñese normalmente y enjuáguese bien su cabello, ahora aplíquese el tónico pero no se vuelva a enjuagar; déjelo sobre su cabellera donde el tónico estará trabajando poco a poco, durante horas, pero efectivamente.

Recuerden que éstos son remedios naturales, no tintes artificiales.

ESTOS NUTRIENTES SON EXCELENTES PARA OBTENER UNA SALUD...

¡De primera clase!

- Multivitaminas
- Cúrcuma
- Curry
- Ginseng
- Chía
- Lecitina
- Alga Espirulina
- Ginkgo Biloba
- Polen de Abeja
- Amaranto
- Kelp (alga marina)
- Mostaza
- Moringa
- Colágeno
- Maca
- Vitamina E

www.productosnaturaline.com

ENSALADA DE FLORES DE CEMPASÚCHIL Y FRUTAS

Ingredientes:

1 tazón de lechuga
1 manzana cortada en tiras
10 fresas cortadas
½ taza de pasas
½ taza de nueces
1 taza de pétalos de flores de cempasúchil

Para la vinagreta:

3 cucharadas de aceite de oliva
1 cucharada de calabaza de castilla picada
1 cucharadita de piloncillo rallado
1 cucharadita de vinagre balsámico
Un toque de sal y pimienta

Modo de preparar:

En un tazón para ensalada mezcle las lechugas, la manzana, las fresas, las pasas y las nueces; hágalo de forma envolvente, para mantener el sabor en toda su ensalada.

Para la vinagreta:

En un tazón mezcle todos los ingredientes con un batidor. Que todo quede bien integrado.

Antes de servir coloca los pétalos de flores de cempasúchil y la vinagreta encima.

MUY BUENOS, LOS ACEITES DE OLIVA Y SOYA

Para llevar una vida sana, es común que hablemos del cuidado de nuestra dieta diaria y cómo debemos tener siempre presente la calidad y cantidad en nuestros alimentos.

Ya sea aceite de oliva o soya, ofrecen diferentes y buenos beneficios.

Aceite de oliva: Éste es el que mayor número de grasas monoinsaturadas contiene, las cuales tienen múltiples beneficios en la salud del corazón.

Se ha visto que el aceite de oliva extra virgen tiene beneficios antioxidantes.

Por su sabor característico, el aceite de oliva le da un toque delicioso a las ensaladas.

El aceite de soya puede ser una alternativa, ya que contiene una relación entre omega-6 y omega-3, como la recomendada por instituciones prestigiadas como la Organización Mundial de la Salud (OMS).

—

Rico en sabor y en antioxidantes

Así como el Café Ganoderma, que no solamente es rico en antioxidantes, los que sin duda te serán de mucha ayuda, también te beneficia en el buen funcionamiento del sistema nervioso, además de agilizar tu memoria, la de toda tu familia e inclusive las de los pequeños.

¡QUÉ RICA PIÑA!

La Bromelaína

La bromelaína no es una sustancia sola, sino una colección de enzimas digestivas de proteínas (también llamadas enzimas proteolíticas) que se encuentran en el jugo de la piña y el tallo de las plantas de la piña. Es nutritiva, depurativa y diurética.

Ésta se usa para tratar la sinusitis y la flebitis.

—

Curcumina

La curcumina o diferuloilquinona es el polifenol más abundante presente en la cúrcuma, una especie culinaria obtenida a partir de los rizomas secos de la Cúrcuma longa.

La molécula de curcumina se asemeja a la de los ubiquinoles y otros fenoles con potente actividad antioxidante. Los polifenoles, como la curcumina, y los flavonoides, como el resveratrol, son accesibles para la absorción dentro del epitelio intestinal y el resto del cuerpo tras su digestión/fermentación por la microbiota intestinal.

—

¡Cómo Eliminar Piedras en la Vesícula!

Jugo de limón
Vinagre de manzana
Aceite de oliva

Ajo
Agua

Debe licuar todos estos ingredientes juntos; el jugo de 3 limones, igual cantidad de agua, una cucharada de vinagre de manzana, una cucharada de aceite de oliva y un diente de ajo. Tómelo por 21 días y verá los resultados.

CÓMO BAJAR DE PESO... ¡RÁPIDO!

Cinco diferentes jugos de excelentes frutas y verduras:

(1)
Sábila
Nopal
Alfalfa
(2)
Papaya
Uva
Lecitina
(3)
Guanábana
Apio
Guayaba
(4)
Piña
Apio
Perejil
(5)
Limón
Manzana
Apio
Espinaca

Tome 8 vasos de agua al día, de preferencia destilada o si es alcalina mejor, porque así usted mantiene el PH natural.

Camine por lo menos 30 minutos al día

LA SEMILLA DE AGUACATE LE AYUDA EN...

Diarreas, pólipos y también fortalece al corazón.

Manera de hacerse:

> Corte la semilla (el hueso de aguacate) y póngala a hervir en un litro de agua. Esa infusión debe tomarse como 'agua de uso' durante 13 días, en ayunas por las mañanas, y por la noche antes de acostarse.

—

Descongestione su nariz 100% al natural

La congestión nasal causada por resfriados, gripes o alergias puede ser desesperante. Usted no puede respirar por la nariz y siente como si tuviera cemento en los senos nasales. Hágase un lavado nasal o irrigación nasal para poder respirar nuevamente sin problemas.

Un lavado nasal limpia de bacterias y virus para prevenir las infecciones. También elimina el polen, el polvo y la mucosidad de la nariz para que los medicamentos puedan ser efectivos. Esto ayuda a aliviar la inflamación de los senos nasales y a respirar mejor. Se pueden obtener algunos de estos beneficios con un atomizador nasal, pero la irrigación nasal es más efectiva para las personas con problemas nasales crónicos. Éstos son los pasos a seguir:

- Mezcle un cuarto de cucharadita de sal no yodada (un tipo de sal natural que también se usa para darle sabor a la comida, sobre todo en el Continente Asiático)

en una taza (8 onzas) de agua tibia. Para inhalar el
preparado puede usted usar un "gotero" (perilla)
para introducir el líquido en sus fosas nasales o bien
aspirarlo de la palma de su mano formando un cuenco,
donde el líquido pueda permanecer mientras usted
realiza esta terapia natural de limpieza nasal: Agua y sal
yodada es todo. ¡Listo!

(LA PATOLOGÍA DE LA LECHE DE VACA)

Los seres humanos no somos becerros para tomar leche de vaca. Pero es decisión de usted hacerlo o no. A continuación le explico el porqué.

La leche, al ser pasteurizada, pierde todos sus nutrientes. Pero además provoca daño a los seres humanos. Los científicos aseguran que ingerir lácteos en exceso causa problemas de salud.

Por ejemplo, la mastitis es una enfermedad que padece la vaca, y ya que a ésta le suministran antibióticos para combatir ese mal, entonces las personas, al tomar la leche, también consumen esos antibióticos.

La ingesta de leche puede provocar numerosas patologías en los seres humanos tales como: Hinchazón en los labios, alergias, congestión de las vías respiratorias (nasales), asma, sinusitis y hasta artritis, entre otras.

La reacción más grave de la alergia a la leche se llama Anafilaxis.

–

Para controlar los nervios, prepare una excelente infusión

Como apoyo para calmar el estrés o el nerviosismo, el té de Valeriana es el indicado. La Valeriana es una de las hierbas sedantes más potentes, calma la ansiedad, relaja los músculos tensos y alivia el dolor cuando se administra en dosis bajas. Debido a que posee propiedades sedantes, algunos profesionales sólo la recomiendan para su uso durante la noche, para su uso durante el día, recomiendan que se tome kava-kava.

La kava-kava tranquiliza los nervios, pero lo hace sin deteriorar la agudeza mental. No produce efectos secundarios. La kava-kava crea una sensación de tranquilidad, y los profesionales en herbolaria también la encuentran útil para relajar los músculos tensos y aliviar el dolor.

Hay otros tés también muy efectivos para relajar los nervios alterados por el estrés o una mala nutrición. Entre ellos están: La pasiflora, el siete azares y la tila.

GRACIAS A NUESTRA COMUNIDAD POR PREFERIR NUESTROS SERVICIOS

Durante más de 20 años hemos ayudado a la comunidad a cambiar su estilo de vida en forma natural y nutricional. En muchas estaciones de radio y programas de televisión ha escuchado o visto usted la cantidad de testimonios reales que hemos recibido. Miles de personas han obtenido y comprobado la diferencia de sentirse bien en su salud y nutrición.

Es verdaderamente asombroso observar el gran cambio que la gente obtiene en su salud y la libertad de estar sanos y felices.

¡Qué bendición!, y que por tantos años nuestros servicios sigan siendo de ayuda en su nutrición y salud, así como cambios de estilo de vida y libres de enfermedades.

–

Gracias también, por recomendarnos

Muchos testimonios nos respaldan y también muchas personas de los Estados Unidos de Norteamérica y de otros países nos recomiendan. Familias enteras.

Así como nuestro servicio y atención que le brindamos a nuestra comunidad, para que goce de una excelente salud y nutrición, estamos siempre abiertos y dispuestos a darle ayuda, para que en usted haya un cambio y un saludable nuevo estilo de vida.

Siéntase bien, desintoxique su cuerpo, nutra su sistema de manera 100% natural.

Diga adiós a sus enfermedades y viva feliz y saludable.

Los nutricionistas le atienden personalmente. Mary Escamilla (y su equipo de Nutricionistas Profesionales Certificados) Ella es autora de Balance de Vida, el libro que ha revolucionado a nuestra comunidad y se ha publicado en 7 diferentes idiomas. En él encontrarán más de 100 remedios y terapias nutricionales.

Miles de personas obtuvieron un fantástico cambio en su vida y en sus enfermedades, que ahora se ha convertido en salud.

BALANCE DE SALUD

A lo largo de terapias y conocimientos hemos visto verdaderos milagros de salud, cambios inimaginables en los clientes y pacientes a los cuales les hemos sugerido terapias alternativas y cambios de estilo de vida en la nutrición natural consumiendo frutas y verduras, así como hierbas y productos homeopáticos.

Esa serie de conocimientos y vivencias me llevaron a escribir este libro.

Lo expuesto en **Balance de Salud** no pretende sustituir a su médico o especialista en salud. En él se le orienta hacia distintas alternativas, a llevar terapias naturales para hacer un cambio radical en su estilo de vida. Los anima a que sean positivos, a que practiquen ejercicio, como caminar. A que coman bien para sentirse saludables. Que su alimentación se base en una buena nutrición y la calidad de su vida sea la mejor. (Si sus molestias persisten, consulte a su médico).

–

"Ten una mente positiva, mucho amor a Dios, a la vida, a tu prójimo y a lo que realices".

–

Olvídese de las enfermedades

¡No más! Deje de sufrir esos dolores de artritis, regule su colesterol, baje el nivel de glucosa en la sangre. No más sobrepeso. ¡Dígale adiós a su diabetes!

Termine con esas molestias de migraña, alergias, asma, sinusitis, menopausia, úlceras, alta presión, impotencia, próstata, etcétera. Todo de una manera 100% natural.

Todos somos diferentes, tenemos distintas condiciones de salud y deficiencias. Y nosotros tenemos la experiencia para tratarlas todas.

LA VERDAD DE LA SAL...

La sal puede ser muy dañina para la salud.

Si usted consume mucha sal, tiende a que le suba la presión y le provoque hipertensión.

Recuerde: ¡Todo con medida, es bueno!... ¡Todo con exceso, es malo!

Lo mejor es consumir sal de mar, de ajo, de apio o de soya; éstas son muy buenas para conservar su salud.

La sal de mar es mejor por ser natural, a diferencia de la sal procesada que contiene, además de elementos químicos naturales, un alto contenido de sodio, que es un mineral excelente.

TESTIMONIOS

Claudia Acosta, de South El Monte, California

Testimonio real. Ya estaba yo muy decepcionada de todo, incluso de los doctores, porque cada vez que iba con ellos sólo me daban pastillas y más pastillas, pero cada vez me sentía peor. Un día encendí la televisión y vi que anunciaban ciertas fórmulas, decidí hablar pensando que iba a ser lo mismo de siempre, como cuando compré muchos productos y ninguno me funcionó. Pero todo ha cambiado, gracias a este tratamiento ahora sí puedo decir que mi vida cambió ya que me ayudó en todas mis enfermedades; el doctor notó en mí la diferencia desde las primeras dos semanas que empecé a usarlo y me dijo: ¿qué está usted haciendo que está mucho mejor?... Y para mi sorpresa, él me retiró varios medicamentos, me dijo que ya no los necesitaba y que siguiera con el tratamiento que estaba haciendo porque me estaba funcionando. Ahora le doy gracias a Dios porque me han ayudado de verdad. Gracias Centro de Nutrición... Gracias a la doctora Mary y al doctor Marco Escamilla, autores de este libro, por devolverme mi salud.

José Hernández, de Carolina del Norte

De verdad, es increíble el cambio que obtuve en mi vida. Les soy muy sincero, porque este testimonio lo he dado por televisión en los programas de la doctora Mary Escamilla y del nutricionista Marco Escamilla del Centro de Nutrición. Yo no creía lo que veía en la televisión, tantos productos y programas que prometen pero no cumplen, pero ahora estoy sorprendido con el cambio habido en mis enfermedades y en mi físico; yo tenía muchos dolores de artritis en todo mi cuerpo y tomé y tomé muchos medicamentos hasta que me llegaron a causar úlceras, gastritis y no sé cuántas cosas más. Pero un buen día decidí ir al Centro de Nutrición donde me atendió el doctor Marco Escamilla. Él cambió mi estilo de vida y me enseñó a llevar una buena nutrición. Ahora practico los ayunos, hago algo de ejercicio y camino. Ya no sufro más de ningún dolor en mi cuerpo. No me queda más por decir, sino agradecer a los nutricionistas por su ayuda; que Dios los bendiga y les dé más sabiduría para que nos sigan ayudando.

Rubén Ancira, San Francisco, California

Testimonio real. Yo no podía entender cómo, al mantener mi cuerpo sano, comiendo diferentes alimentos saludables y llevando terapias naturales, iba a ser libre de enfermedades. Y fue gracias a las indicaciones y consejos de personas como la doctora Mary Escamilla, profesional de la salud, que se preocupa por la Humanidad y por enseñar a la gente como yo, he logrado mantenerme sano y positivo. Gracias a la doctora Mary, por enseñarme a vivir y a comer saludablemente.

Anita Molina, Chicago, Illinois

Les llamo cariñosamente 'Mis Doctores Corazón' porque gracias a la doctora Mary y al doctor Marco Escamilla me siento muy mejorada. Mi azúcar no bajaba de 300 a 350, aunque no dejaba de tomar los medicamentos que me recetó el médico. Pero cuando empecé con el tratamiento natural mi azúcar comenzó a bajar a 100 y 120. El doctor se quedó sorprendido y me dijo que siguiera así, comiendo saludable. Luego me retiró los medicamentos, que eran muchas pastillas, y ¿saben por qué?, pues porque mi azúcar, mi diabetes están reguladas. Estoy muy contenta, yo le di mi testimonio a la doctora Mary Escamilla en uno de sus programas de radio, para que todos escucharan que esto es real. Uno sí se sana cuando cambia su estilo de vida y su cuerpo está limpio. Como la doctora Escamilla dice: 'Hay que darle a nuestro organismo las herramientas necesarias para que funcione adecuadamente. Y si somos obedientes al cuidar nuestro templo, nuestro cuerpo, vamos a estar libres de enfermedades'.

Alfredo Zárate, Texas

Testimonio real. Me da pena dar mi testimonio y yo creo que a muchos hombres que tienen un problema como el mío, prefieren quedarse callados. Miren, yo tenía impotencia, estreñimiento, hemorroides y úlceras; estaba muy enfermo y visitaba a especialistas que me daban pastillas y ungüentos, pero yo me sentía muy mal y hasta dejé de ir a trabajar. Un día vi en un programa por televisión a la doctora Mary Escamilla y otras veces la escuché en la radio, pero aún así, con tantos testimonios que veía y oía dándole gracias por su salud, no quise ir a verla. Pero un compañero de trabajo, cuando me vio tan enfermo, me dijo: 'Ve a desintoxicar tu organismo y toma una terapia naturista, así como yo lo hice'. Para mi sorpresa, la tarjeta que él me dio era de las mismas personas que yo había visto y escuchado. Tanto tiempo que él me recomendó y me habló muy bien del lugar, hasta que llegué y conocí a los doctores nutricionistas, Mary y Marco Escamilla. Ahora estoy muy feliz y me siento muy bien. Es por eso que les doy las más grandes gracias y pido que siempre estén para ayudarnos, y que ellos tengan siempre mucha fuerza y salud para toda la gente que los necesitamos. Muchas gracias a los nutricionistas certificados Mary y Marco Escamilla.

Pastora Nubia Alférez, Santa Ana, El Salvador

Testimonio real. Qué bendición y gracias porque los conocí a través de mi hija María, quien en Estados Unidos fue con ustedes y luego vino a El Salvador para visitarnos. Vi en ella el gran cambio que había en su salud y en su actitud, pues le daba gracias a Dios por haberle regresado su salud. Cuando mi hija viajó a Estados Unidos iba muy enferma y ahora que ha regresado la veo sana y hasta esbelta. Le doy gracias al Todopoderoso y a esos excelentes nutricionistas porque la salud de mi hija es notoria, ¡está muy bien! Que el Señor los siga usando para el bien de los enfermos.

Perla Higueras, Michoacán, México

Testimonio real. Doctora, de todo corazón a usted y a su equipo de trabajo les doy infinitas gracias por su atención, paciencia y dedicación, por la forma como me recibieron y el bien que me han hecho. No tengo con qué pagarles lo que hicieron por mí; es que me sentía tan mal, tan enferma que casi perdía la esperanza de sanar. Y ahora gozo de buena salud y me siento muy bien. ¡Gracias!

Mensaje de la escritora Mary Escamilla:

Así como estas personas, son miles más las que nos dan las gracias. Y yo les doy gracias a ellas por su confianza y por sus hermosas palabras de aliento, eso me impulsa a seguir adelante y continuar estudiando y aprendiendo. Muchas gracias, yo estoy siempre para servirles y también mi equipo de profesionales. ¡Dios bendiga sus vidas!

¡HASTA LA PRÓXIMA!

Sinceramente, su amiga de siempre **MARY ESCAMILLA** Reciban bendiciones y recuerden... ¡Hoy es el mejor día de su vida!!!

RECOMENDACIÓN

Use cualquier producto de acuerdo a las indicaciones que aparecen en las etiquetas.

ADVERTENCIA

Para utilizar cualquier producto nutricional, natural o hierba, si usted está embarazada o en proceso de gestación, antes de tomar cualquiera de éstos consulte con su médico.

ACERCA DE LA AUTORA...

Mary Escamilla es:

Escritora, guionista y compositora, licenciada en Ciencias de la Comunicación, doctora en Naturopatía y Filosofía, consejera de salud natural. Es, por lo tanto, un personaje reconocido por la comunidad.

Mary Escamilla es la autora del libro "Las maravillas de la carne de soya" y otros más, con diferentes títulos y temas. Es licenciada en Ciencias de la Comunicación, profesión por la cual desde muy joven incursionó en los medios periodísticos de su país.

Ha escrito cinco guiones para películas y tiene en su haber más de tres mil temas de canciones, algunos de ellos grabados por cantantes solistas y agrupaciones musicales de fama internacional.

Mary Escamilla es doctora en Naturopatía, graduada del "Trinity College of Indiana"; doctora en Filosofía y Herbolaria de la "Progressive Universal Life Church of Sacramento" (California); certificada en Iridiología y Herbolaria de la "International School of Natural Health"; certificada del "Instruction Food Handling Education and Safety Training" de Los Angeles County Department of Health Services"; certificada en el curso "Instruction Designed to Assist Interested Participants in Learning how to Improve the Diets of Their Families" en la "University of California"; certificada en Iridiología del "International Institute of Health Recuperation" de Miami, Florida, y es miembro activo del "Naturopathy Board USA", así como del "American International Naturopathic Medical Association". De igual forma es ministro graduado del Concilio Internacional (CIO). Es la fundadora y presidenta de Mary's House Foundation, una organización sin fines de lucro que se preocupa en ayudar a mujeres abusadas y a niños maltratados y abandonados.

Ella es miembro distinguido de "Who is Who?", el libro del "National Register's Executives and Professionals", el mismo que reconoce a personalidades destacadas en el ámbito empresarial. Asimismo, es miembro de la "International Chamber of Commerce of California".

Ha sido consejera de salud por más de 20 años en la Prensa escrita, así como en sus programas de radio y televisión, cuyas recomendaciones y consejos nutricionales tienen como objetivo enseñarle al público en general cómo lograr una continua mejor forma de vida. Su información ha cambiado el estilo de vida de muchísima gente respecto a cómo llevar una alimentación más sana y una comida rápida con aprovechamiento de todos los nutrientes.

Mary Escamilla ha recibido innumerables galardones por parte de la comunidad en la que se desenvuelve, reconocimientos de organismos gubernamentales, privados y medios de Prensa. Su imagen es ampliamente conocida por sus apariciones en promociones, en medios escritos, radio y televisión, así como por las múltiples entrevistas que le han dedicado distintos canales de televisión locales e internacionales.

CRÉDITOS

Para la elaboración de este libro, algunos textos fueron recopilados de páginas del internet, así como estudios y conocimientos de la escritora:

University of Colorado, Health Sciences Center
U.S. Agency for Health Care Policy and Research. Publicado en 1994.
Científicos de la University of Cornell.
University of Georgia (UGA).
Boston University School of Medicine
University of Boston
Chicago Medical School
Debra Mohen, investigadora del Centro de Cáncer (UGA).
Estudio de Salud en Mujeres, realizado en Iowa.
Centros de Control y la Prevención de Enfermedades (CDC).
Escuela de Medicina Mount Sinai de New York.
Cruz Roja Internacional.
Organización Mundial de la Salud (OMS). World Health Organization (WHO).
Universidad Estatal de Wayine en Detroit, Michigan.
Escuela de Salud Pública de Harvard.
Administración de Alimentos y Medicamentos (FDA).
Boletín Prevención, edición 2005.
Physician's Haelth Study.
American Journal of Clinical Nutrition.
University College of London.
University of Harvard.
Profesor y doctor Michael Ristow en Alemania, ganador del Premio Nobel 2004.

Patólogo William J. Elliot de la Universidad de Chicago.
Investigación realizada en West Virginia.
Investigación realizada en Australia.
Estudios realizados en China.

SINOPSIS DEL LIBRO BALANCE DE VIDA...

Cuántos casos habrán conocido ustedes de familiares, amigos o vecinos, que de la noche a la mañana se enfermaron sin motivo aparente... En otros, su salud se fue desgastando paulatinamente, paso a paso... En ellos el común denominador fue que jamás se habían preocupado por saber cómo se hallaba su organismo y seguían consumiendo 'comida chatarra' con elevadas dosis de grasas, pues a pesar que sus físicos iban engrosándose cada día más, ellos creían que comer era darle al cuerpo lo que éste en realidad requería. ¡Nada más equivocado!

En contraste, algunos de los mencionados en el párrafo anterior, veían con sorpresa cómo personas de su misma edad se conservaban esbeltas, siempre activos, con muy buena salud y de una manera positiva tal que parecían ser más jóvenes o que simplemente no envejecían. Fue que éstos eligieron un estilo de vida diferente por medio de una alimentación sana y saludable, comiendo frutas, verduras así como suplementos naturales a base de hierbas y plantas; quienes además llevan un régimen de limpieza, cuidado y mantenimiento de sus organismos, lo cual les proporciona una vida más placentera y feliz.

Balance de Vida fue escrito por nutricionistas profesionales, quienes al paso de los años han tenido grandes experiencias en las consultas con sus clientes, quienes vieron que en la Naturaleza se encuentra una inagotable fuente de beneficios y sanación natural.

Y si bien es cierto que los órganos de nuestros cuerpos tienen la facultad de limpiarse, depurarse y restaurarse, nuestra labor es la de dotarles de las herramientas que les permitan realizar su cometido de manera óptima.

Balance de Vida es el resultado de años de estudios e investigaciones sobre nutrición, herbolaria, sistemas del cuerpo, iridiología, así como la práctica de la Naturopatía en alternativas naturales, terapias y cambio de estilos de vida a base de una alimentación sana y adecuada, que tiene como respuesta una mejor salud, libre de enfermedades y dolores.

SIETE

Positivos Mensajes Para que Gocen de Buena Salud

1.- Las personas asmáticas, las que padecen sinusitis o alergias, deben evitar los productos lácteos y otros derivados de origen animal: Leche, quesos, cremas, mantequilla y mayonesas.

2.- Cuando una mujer queda embarazada, de inmediato debe dejar de pintarse (teñirse) el cabello, así como de pintarse las uñas de manos y pies, ya que los químicos que contienen estos productos son absorbidos por el cuerpo de la madre y también por el ser en gestación.

3.- Ninguna persona debe de acostarse a dormir llevando maquillaje en alguna parte del rostro. Digo 'ninguna' porque no sólo las mujeres se maquillan, ya que actores, modelos y payasos también usan maquillaje. Si nos vamos a dormir y nos dejamos el maquillaje, nuestra piel sufre daños porque éste no permite que la piel respire y que el colágeno que se produce se regenere, esto por tener los poros tapados.

4.- Las frutas y las verduras deben lavarse muy bien antes de comerlas, puede utilizar un cepillo de cerdas suaves y sin usar jabón. Sin embargo, puede usar el jugo de limón, el bicarbonato de sodio o el vinagre, para matar cualquier tipo de bacteria o parásito.

5.- Las personas que trabajan sentadas deben caminar mínimo 10 minutos cada 3 horas, de esa

manera no permiten que se formen en ellas las
venas varicosas, porque al caminar se activa la
circulación y además se evita que se produzca un
infarto.

6.- Piense Positivamente de toda la gente que le
rodea y siempre reciba lo mejor de ellos

7.- Sea generoso con todos y especialmente con
Ud. Porque el que se ama asi mismo tiene la
capacidad de amar a los demás.

EPÍLOGO

Queridos amigos, esperamos que en las páginas de este libro hayan encontrado el 'remedio' o 'la cura' que ustedes esperaban conocer. Si su respuesta es sí, nos sentiremos muy complacidos por haber logrado nuestro objetivo. Porque este libro está inspirado en ustedes, en muchas personas que hemos tenido como pacientes y clientes, con quienes hasta el día de hoy mantenemos una relación de amistad que nació de nuestro trato profesional.

Por supuesto, **Balance de Vida** lo escribimos para la gente en general, conscientes de la necesidad que existe por conocer este tipo de información que tiene que ver específicamente con la salud.

Nosotros detectamos esa gran necesidad cuando en nuestros programas de radio y televisión, el auditorio nos hacía preguntas referentes a nuestra labor profesional y siempre les respondimos con prontitud y objetividad. Fue desde entonces que tuvimos la idea de escribir este libro y lo hicimos para cumplir con el compromiso que tenemos con la Humanidad y la salud de nuestra gente.

Las opiniones expresadas en este libro de auto-ayuda y para lograr una vida mejor, corresponden a los conocimientos que hemos adquirido a lo largo de años de estudio, mismos que ahora compartimos con ustedes, para que a su vez ustedes los compartan con los demás. Porque lo que recibimos por gracia, por gracia nosotros lo damos.

Balance de Vida, es el resultado de años de estudios e investigación sobre nutrición, herbolaria, iridiología y sistemas del cuerpo, así como la práctica de la Naturopatía en alternativas naturales, terapias y cambios de estilo de vida para una salud mejor en base a una alimentación adecuada para vivir libre de enfermedades, dolores, etcétera.

Gracias, queridos lectores, por tomarse el tiempo para leer éste y muchos libros más que hemos publicado con diferentes tópicos, desde salud y hasta milagros.

Tengan siempre presente que si la ira y el rencor le enfermaron, el perdón le libera de todo. La oración le restaura el alma, el conocimiento le da vida, la sabiduría le da el entendimiento divino, y la ciencia le da el conocimiento exacto de cada cosa.

La información que contiene este libro, está basado en los dictados de nuestra propia conciencia con la finalidad de prevenir y que nuestra gente se auto-ayude con terapias naturales, preventivas y alternativas, lo cual es lo que buscamos.

Así, usted tendrá la libertad de elegir un estilo de vida diferente y saludable al mismo tiempo.

Sabemos que existe una gran diferencia entre la práctica científica del naturalismo y la medicina ortodoxa. Entendemos perfectamente esta información y sabemos que los contenidos son exclusivamente orientativos y nutricionales.

Nuestra misión es, naturalmente, la de promover e informar en base a plantas, frutas y verduras, que son excelentes para la salud física y la belleza.

Aunque día a día nuestra sociedad enfrenta muchos retos referentes a la salud, reconocemos que la falta de ejercicio y el consumo de 'comida chatarra' son los causantes. Los alimentos naturales como son frutas y verduras, las hierbas y suplementos, son necesarios para mantener nuestra salud de manera óptima. Recuerde recibir siempre buena alimentación, practicar ejercicio, caminar y mantener la mente sana.

Bueno, nos vemos pronto en la publicación de estos nuevos libros:

- **Libre de Enfermedades con Remedios Naturales**
- **Las Maravillas de la Carne de Soya**
- **Dios no es Religión, es Relación y Comunicación**
- **Limpia tu Cuerpo, Mente, Corazón, Alma y Espíritu**
- **Bendiciones del Altísimo Padre Celestial**

23033421R00188

Made in the USA
San Bernardino, CA
19 January 2019